ORGANIZACIÓN DEL HOGAR PARA EL CUIDADO DE PERSONAS

MANUAL PRÁCTICO DE LOGÍSTICA EN EL HOGAR

ORGANIZACIÓN DEL HOGAR PARA EL CUIDADO DE PERSONAS

MANUAL PRÁCTICO DE LOGÍSTICA EN EL HOGAR

ELSA RUBIO DUCE

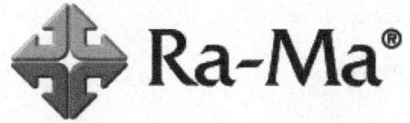

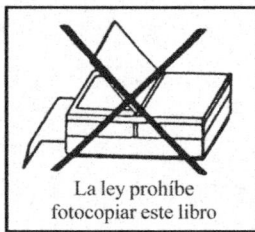

La ley prohíbe
fotocopiar este libro

Organización del hogar para el cuidado de personas. Manual práctico de logística en el hogar
Thema: MBPN Asistencia domiciliaria / Residencias de personas mayores / Residencias de ancianos
Bisac: SOC025000 SOCIAL SCIENCE / Social Work
© Elsa Rubio Duce
© De la edición: Ra-Ma 2025

Editado por:
RA-MA Editorial
Calle Jarama, 3A, Polígono Industrial Igarsa
28860 PARACUELLOS DE JARAMA, Madrid
Teléfono: 91 658 42 80
Fax: 91 662 81 39
Correo electrónico: *info@grupoeditorialrama.com*
Internet: *www.ra-ma.es* y *www.ra-ma.com*
ISBN impreso: 979-13-8776-492-0
Depósito legal: M-20329-2025
Maquetación: Antonio García Tomé
Diseño de portada: Antonio García Tomé
Filmación e impresión: Safekat
Impreso en España en septiembre de 2025

A todas las cuidadoras y cuidadores,
profesionales o familiares,
que hacen del apoyo cotidiano
un acto de dignidad y cercanía.

Índice

Acerca de la autora

ELSA RUBIO DUCE

Graduada en Antropología Social y Cultural y con una pasión innata por la redacción y creación de contenido. Profesional autónoma especializada en la gestión de proyectos editoriales y el desarrollo de contenido formativo, con una amplia experiencia en tecnologías educativas y desarrollo web. Actualmente, colabora con diversas editoriales. Su dominio abarca el manejo de herramientas de IA como ChatGPT 4.0, Copilot, Perplexity, Gemini y Midjourney. Posee experiencia en lenguajes de programación como HTML5, CSS3 y JavaScript.

Introducción

El presente manual está diseñado específicamente para formar y capacitar a personas que realizan tareas de ayuda en el domicilio. Su finalidad es proporcionar los conocimientos y herramientas necesarias para asistir de manera eficaz a personas mayores y dependientes, facilitando su autonomía personal y favoreciendo su bienestar en el entorno doméstico.

Este material aborda dos ámbitos esenciales dentro de la asistencia domiciliaria. Por un lado, profundiza en la gestión eficiente del hogar y en la nutrición adaptada a las necesidades de las personas dependientes, proporcionando directrices prácticas para la gestión cotidiana de las tareas alimentarias y administrativas del hogar. Por otro lado, cubre el mantenimiento integral de la vivienda, abordando técnicas efectivas de limpieza, organización, prevención de riesgos y utilización de recursos tecnológicos como la teleasistencia, todos ellos aspectos fundamentales para garantizar un entorno doméstico seguro y saludable.

Cada apartado del manual se ha estructurado cuidadosamente con ejemplos prácticos, casos reales, recomendaciones técnicas, tablas, y referencias normativas actualizadas, facilitando así la comprensión y aplicación de los conocimientos adquiridos. De este modo, este libro se convierte en una gran herramienta para desarrollar competencias fundamentales en la atención sociosanitaria domiciliaria.

Parte 1

Gestión, aprovisionamiento y cocina en la unidad familiar de personas dependientes

1

Elaboración del plan de trabajo en la unidad convivencial

La atención domiciliaria a personas dependientes exige un abordaje organizado y estructurado que permita gestionar eficientemente los recursos disponibles, garantizando así la máxima calidad en los cuidados y en la convivencia diaria. En este contexto, el **plan de trabajo domiciliario** surge como una herramienta fundamental para distribuir tareas, asignar responsabilidades, organizar horarios y facilitar la coordinación de actividades que promuevan tanto el bienestar de la persona dependiente como la eficiencia del equipo cuidador. La correcta elaboración de este plan implica una reflexión previa sobre las necesidades individuales del usuario, así como de los recursos humanos y materiales con los que cuenta la unidad familiar.

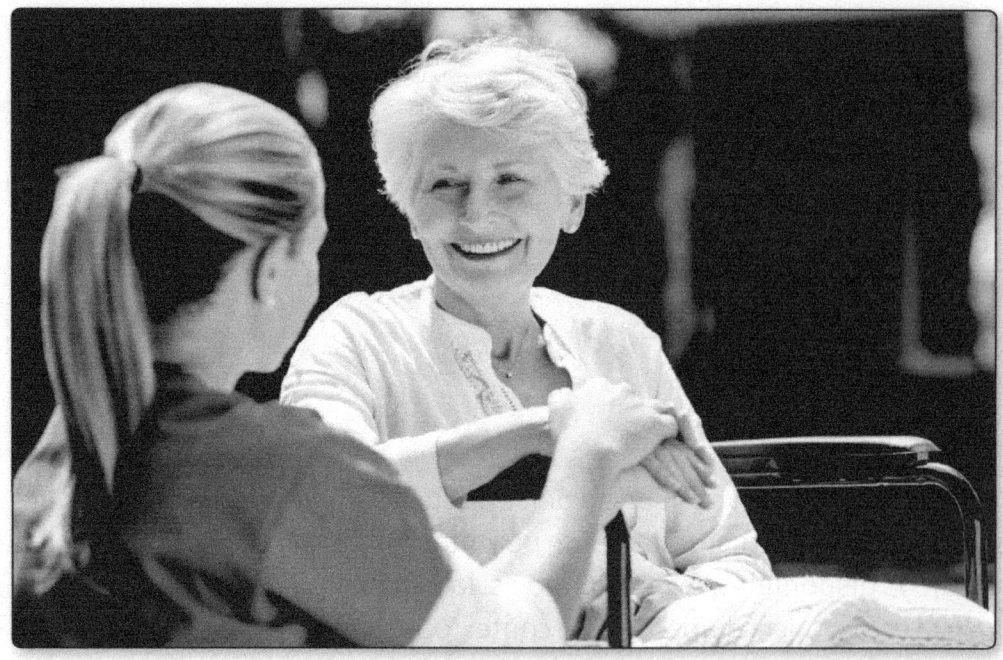

1.1 OBJETIVOS Y ELEMENTOS DEL PLAN DE TRABAJO DOMICILIARIO

El plan de trabajo domiciliario tiene como principal objetivo proporcionar una guía clara y precisa que permita realizar una atención domiciliaria organizada, coherente y adaptada a las necesidades particulares de cada usuario. Su elaboración facilita que todas las personas implicadas en el cuidado —tanto cuidadores profesionales como familiares— conozcan sus funciones específicas, el tiempo destinado a cada tarea, y las prioridades establecidas en función de las necesidades detectadas.

Los objetivos generales del plan de trabajo domiciliario son:

▸ **Optimizar recursos**: distribuir eficientemente tanto los recursos materiales como humanos, evitando sobrecargas o déficits que comprometan la calidad del servicio.

▼ **Fomentar la autonomía personal**: promover, siempre que sea posible, la independencia del usuario en la realización de actividades cotidianas.

▼ **Facilitar la coordinación y comunicación**: mantener una comunicación fluida entre los miembros del equipo de cuidado, permitiendo un seguimiento continuo y adaptado.

▼ **Mejorar la calidad de vida del usuario**: asegurar la atención integral cubriendo sus necesidades físicas, psicológicas y sociales.

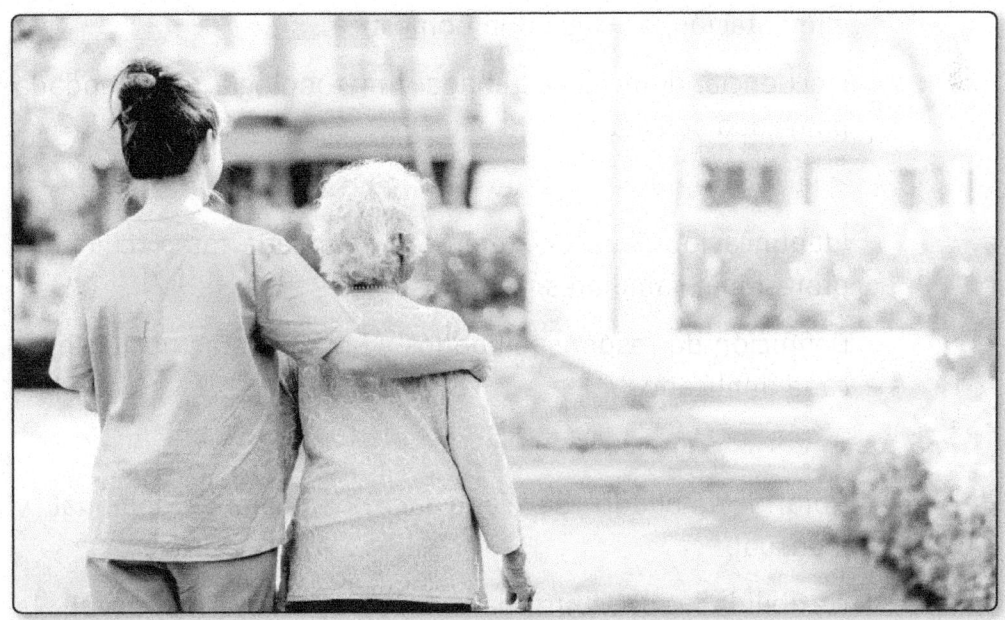

Un plan de trabajo domiciliario eficaz debe contener los siguientes elementos:

1. **Identificación y valoración inicial del usuario:**

   • Datos personales relevantes.

   • Diagnóstico clínico y nivel de dependencia según baremos establecidos (Ley 39/2006, Ley de Dependencia).

- Necesidades específicas detectadas en diferentes áreas (alimentación, movilidad, aseo, etc.).

2. **Objetivos específicos adaptados a cada usuario:**

- Objetivos concretos, realistas y alcanzables, definidos en función de las necesidades individuales.

- Indicadores claros para evaluar el cumplimiento y efectividad de cada objetivo.

3. **Actividades y tareas a desarrollar:**

- Detalle y desglose de las actividades cotidianas (aseo, alimentación, ocio, gestión doméstica).

- Frecuencia, duración estimada y metodología recomendada para cada actividad.

4. **Asignación de roles y responsabilidades:**

- Identificación clara de quién realizará cada tarea (cuidador profesional, familiares, usuarios).

- Definición de responsabilidades y límites de actuación para cada implicado.

5. **Calendario y horarios:**

- Horario detallado de cada actividad diaria, semanal y mensual.

- Flexibilidad suficiente para ajustes necesarios según la evolución del usuario.

6. **Recursos necesarios:**

- Materiales específicos para la realización de las tareas (productos de limpieza, materiales higiénicos, ayudas técnicas, etc.).

- Recursos humanos disponibles y planificación para suplencias o incidencias.

7. **Evaluación y seguimiento del plan:**

- Métodos claros para el registro del cumplimiento del plan (diarios, hojas de seguimiento).

- Mecanismos para la evaluación periódica y ajustes necesarios en función de los resultados obtenidos.

Ejemplo

Una persona mayor con movilidad reducida podría necesitar un plan donde se definan claramente las tareas relacionadas con la movilización y prevención de úlceras por presión, especificando qué cuidador o familiar será responsable de cada acción, el horario preciso de realización, y los materiales o equipamientos que se utilizarán (camas articuladas, colchones antiescaras, etc.). Asimismo, se incluirán registros diarios para evaluar si las acciones se están realizando adecuadamente, y determinar la necesidad de ajustes periódicos según la evolución del usuario.

1.2 RECOPILACIÓN DE INFORMACIÓN Y VALORACIÓN DE NECESIDADES DEL USUARIO

La **recopilación de información** es muy importante en la elaboración del plan de trabajo domiciliario, ya que proporciona una base sólida sobre la cual se fundamentará toda la atención que reciba la persona dependiente. La identificación precisa de las necesidades permite realizar intervenciones ajustadas y efectivas, que promueven el bienestar del usuario y optimizan el uso de los recursos disponibles en el domicilio. Esta fase, además, favorece la personalización del cuidado, respetando la dignidad y preferencias individuales del usuario.

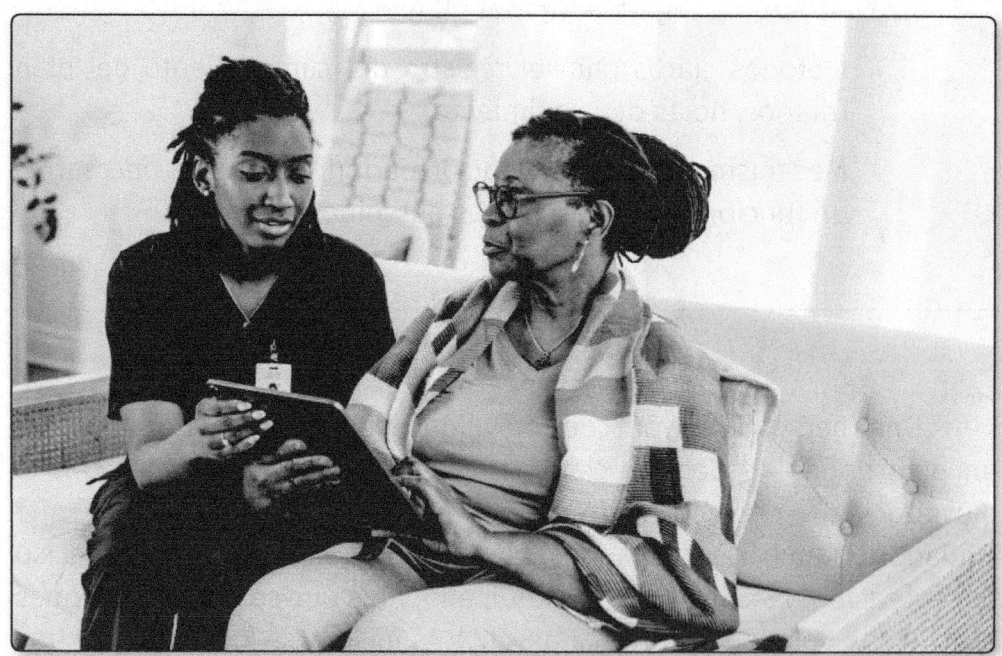

Para llevar a cabo una correcta valoración, es necesario reunir información exhaustiva sobre distintos aspectos del usuario, que generalmente incluyen:

▸ **Información personal y familiar:**

- Edad, género, nivel socioeconómico.

- Contexto familiar: personas con quienes convive, relaciones familiares, redes de apoyo.

- Costumbres, hábitos y preferencias personales.

▸ **Estado de salud y situación clínica:**

- Diagnósticos médicos actuales y anteriores.

- Tratamientos farmacológicos y terapias vigentes.

- Antecedentes médicos relevantes (alergias, cirugías, patologías crónicas).

- **Nivel de autonomía y dependencia:**

  - Evaluación funcional del usuario según los criterios y baremos oficiales (por ejemplo, índice de Barthel o escala de Lawton y Brody).

  - Necesidades específicas relacionadas con movilidad, higiene personal, alimentación, vestido, comunicación y orientación temporal y espacial.

- **Condiciones psicológicas y cognitivas:**

  - Estado emocional y psicológico general (indicadores de ansiedad, depresión o estrés).

  - Valoración cognitiva para identificar posibles déficits o alteraciones (memoria, concentración, percepción).

- **Situación social y contexto ambiental:**

  - Condiciones físicas de la vivienda: accesibilidad, presencia de barreras arquitectónicas, seguridad y confort.

  - Disponibilidad de equipamientos y ayudas técnicas específicas (camas articuladas, sillas de ruedas, grúas de transferencia).

La información necesaria puede ser obtenida mediante diversas técnicas, entre las que destacan:

- **Entrevista inicial:**

  - Realizada preferentemente en el domicilio, con participación del usuario y familiares o personas cercanas.

  - Permite obtener información directa y establecer un primer vínculo de confianza.

▶ **Observación directa:**

- Análisis visual y físico del entorno domiciliario y de la interacción usuario-familia-cuidador.

- Evaluación inicial del grado real de autonomía del usuario durante la realización de tareas cotidianas.

▶ **Revisión documental:**

- Examen minucioso de informes médicos, informes sociales, certificados de dependencia o discapacidad y otros documentos pertinentes para complementar la información obtenida directamente.

▶ **Aplicación de escalas estandarizadas de valoración:**

- Índice de Barthel (autonomía en actividades básicas de la vida diaria).

- Escala de Lawton y Brody (actividades instrumentales de la vida diaria).

- Mini examen cognoscitivo (MEC o Mini Mental State Examination, MMSE) para evaluación cognitiva.

Una vez recopilada la información pertinente, se realiza la **valoración integral** que permitirá identificar las necesidades prioritarias. Esta valoración integral debe incluir aspectos como:

▶ **Necesidades de salud física y cuidados personales:**

- Movilidad y transferencia.

- Higiene personal, aseo, vestido y alimentación.

- Administración y control de medicamentos y tratamientos.

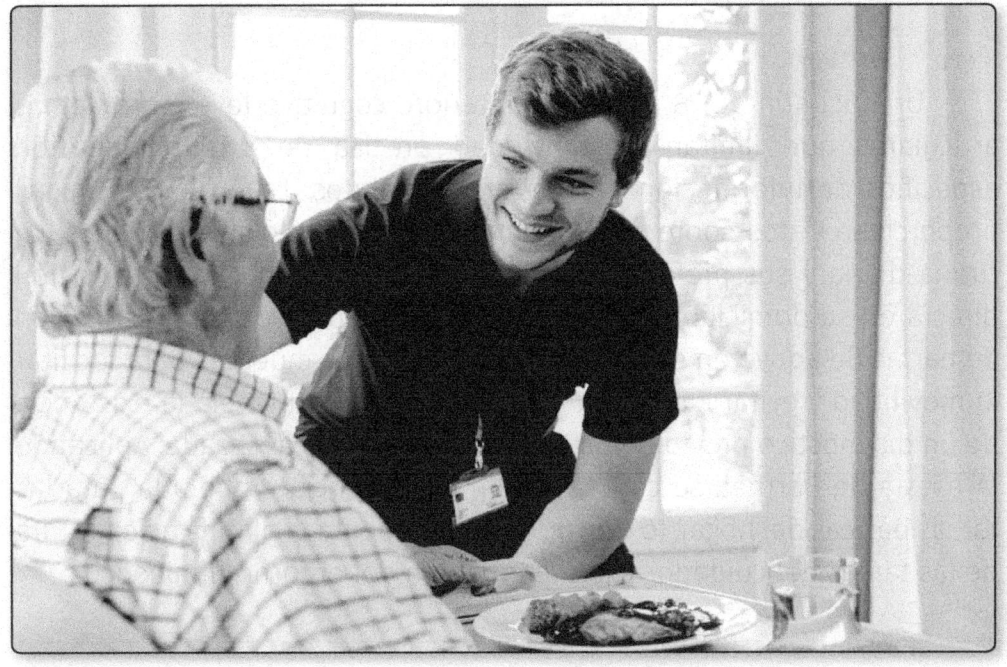

▼ **Necesidades psicológicas y emocionales:**

- Manejo del estrés y prevención del aislamiento social.

- Fomento de actividades de ocio y estimulación cognitiva.

▼ **Necesidades sociales:**

- Participación en actividades comunitarias, relaciones sociales y familiares.

- Acceso a recursos sociales y comunitarios de apoyo (centros de día, servicios sociales municipales).

▼ **Necesidades de seguridad ambiental:**

- Adaptación y adecuación de espacios para prevenir accidentes domésticos.

- Instalación y uso de elementos de seguridad (barandillas, ayudas técnicas, dispositivos de teleasistencia).

Ejemplo

Una usuaria de 78 años con deterioro cognitivo leve y problemas articulares que limitan su movilidad precisa de una recopilación específica de información en diferentes ámbitos. La entrevista inicial proporciona datos sobre sus tratamientos farmacológicos actuales, su rutina diaria y sus preferencias alimentarias. Mediante la observación directa en su domicilio, se identifican necesidades como la instalación de barras de apoyo en el baño y la adaptación de muebles para facilitar la movilidad y evitar caídas. La revisión documental revela la existencia de un diagnóstico previo de osteoporosis y artrosis avanzada. Aplicando la escala de Barthel, se constata una dependencia moderada para las tareas básicas del hogar, lo que orienta claramente la planificación futura de las tareas del cuidador y la organización del entorno doméstico.

1.3 DISEÑO DEL PLAN: ACTIVIDADES, HORARIOS Y RESPONSABLES

Una vez recopilada y valorada adecuadamente toda la información sobre el usuario, se procede al **diseño del plan domiciliario**, una etapa en la que se concreta cómo serán gestionadas las actividades y responsabilidades en el hogar. Este plan constituye una herramienta organizativa esencial, que facilita enormemente el trabajo diario, ofreciendo claridad sobre qué actividades se deben realizar, quién debe realizarlas y en qué horarios, siempre en función de las necesidades específicas detectadas.

¿Cómo diseñar un plan domiciliario?

Para un diseño eficiente, es fundamental seguir estos pasos:

- **PASO 1.** Paso 1. **Identificación clara de las actividades necesarias:** es indispensable especificar con precisión las tareas a realizar en función de la información previamente recopilada:

  ▼ **Actividades básicas:**

    - Higiene personal (baño, aseo, cambio de pañal).

    - Alimentación (preparación de comidas, ayuda para comer, administración de dietas especiales).

    - Movilidad y transferencias (ayuda para levantarse, paseos, cambios posturales).

  ▼ **Actividades domésticas:**

    - Limpieza general (diaria, semanal, mensual).

    - Lavado y planchado de ropa.

    - Compra y organización de alimentos.

  ▼ **Actividades psicosociales y recreativas:**

    - Acompañamiento a citas médicas y terapias.

    - Estimulación cognitiva (actividades lúdicas, ejercicios de memoria).

    - Actividades sociales (visitas familiares, interacción comunitaria).

- **PASO 2.** Paso 2. **Definición y asignación de responsabilidades:** para evitar ambigüedades, es esencial determinar claramente quién será responsable de cada tarea. A continuación, se muestra una tabla esquemática como ejemplo para clarificar este aspecto:

Actividad	Responsable principal	Responsable de apoyo
Baño y aseo diario	Cuidador/a profesional	Familiar
Preparación de alimentos	Familiar	Cuidador/a profesional
Movilización y ejercicios físicos	Cuidador/a profesional	-
Limpieza semanal de la vivienda	Familiar	Cuidador/a profesional
Administración de medicamentos	Cuidador/a profesional	Familiar
Compra semanal	Familiar	Cuidador/a profesional
Ocio y estimulación cognitiva	Cuidador/a profesional	Familiar

• **PASO 3.** Paso 3. **Establecimiento de horarios claros:** para facilitar la planificación, conviene elaborar cronogramas visuales en forma de tablas semanales que permitan comprender fácilmente el reparto temporal:

Hora	Lunes	Martes	Miércoles	Jueves
8:00	Higiene personal	Higiene personal	Higiene personal	Higiene personal
9:00	Desayuno	Desayuno	Desayuno	Desayuno
10:00	Ejercicios de movilidad	Paseo / movilidad	Ejercicios de movilidad	Paseo / movilidad
11:00	Estimulación cognitiva	Estimulación cognitiva	Visita médica	Estimulación cognitiva
12:30	Comida	Comida	Comida	Comida
14:00	Descanso	Descanso	Descanso	Descanso
16:00	Ocio/ socialización	Ocio/ socialización	Compra semanal	Ocio/ socialización
18:00	Cena	Cena	Cena	Cena
20:00	Medicación/ aseo noche	Medicación/ aseo noche	Medicación/ aseo noche	Medicación/ aseo noche

Este cronograma deberá adaptarse y revisarse regularmente, considerando las necesidades y condiciones cambiantes del usuario y del entorno familiar.

- **PASO 4.** Paso 4. **Flexibilidad del plan:** es fundamental recordar que un plan domiciliario debe ser **flexible y ajustable**, permitiendo realizar modificaciones en función de situaciones imprevistas o cambios en el estado del usuario. Conviene prever espacios en blanco o "colchones temporales" que permitan reajustar actividades y tiempos cuando sea necesario.

- **PASO 5.** Paso 5. **Comunicación del plan:** el plan diseñado debe ser compartido claramente con todos los implicados (usuario, familiares, profesionales) asegurando su comprensión y compromiso para una ejecución eficaz. Para ello, puede ubicarse físicamente en lugares visibles del hogar, así como contar con copias digitales fácilmente accesibles a todos los implicados.

Algunas recomendaciones finales para un diseño eficaz del plan domiciliario son las siguientes:

- ▼ **Realizar revisiones periódicas**: cada 3-6 meses o siempre que cambie la situación del usuario.

- ▼ **Registrar incidencias y ajustes realizados**: facilitará la detección de patrones y mejorará futuras revisiones.

- ▼ **Mantener reuniones periódicas breves** entre familiares y profesionales implicados para evaluar el cumplimiento y realizar ajustes oportunos.

1.4 PROTOCOLOS Y NORMATIVA APLICABLE A LA PLANIFICACIÓN DE LA ATENCIÓN (P. EJ., PLAN INDIVIDUALIZADO DE ATENCIÓN SEGÚN LA LEY DE DEPENDENCIA)

Para asegurar una atención domiciliaria eficaz, segura y alineada con los estándares establecidos, es imprescindible conocer y aplicar correctamente los diferentes **protocolos y normativas vigentes** que regulan esta área profesional. La planificación domiciliaria debe responder a criterios operativos y asistenciales y cumplir con los marcos legales y procedimentales establecidos, especialmente aquellos vinculados a la atención sociosanitaria y la protección de derechos de las personas dependientes.

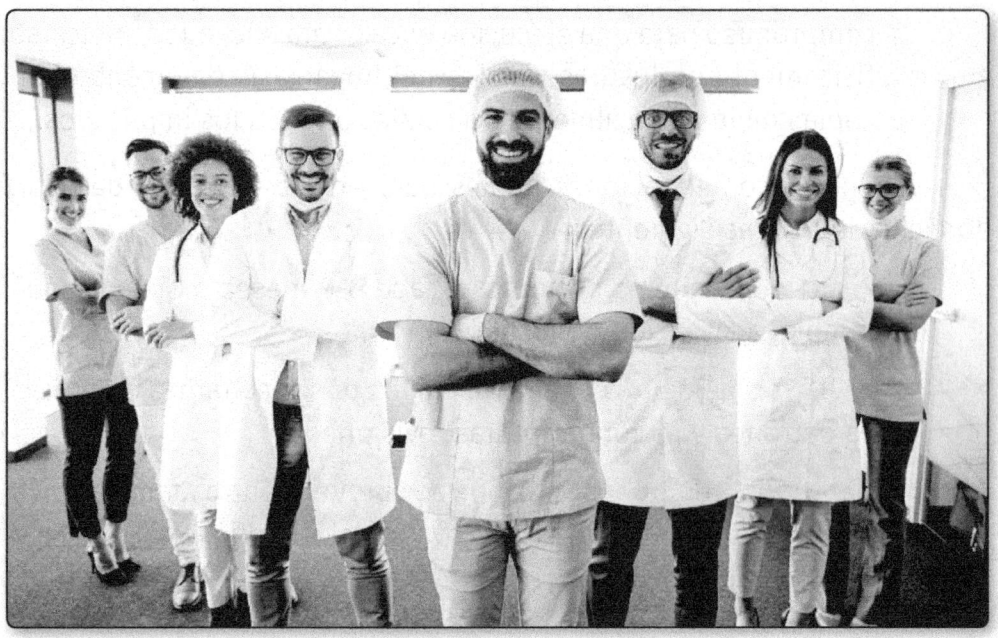

A continuación, se exponen los principales instrumentos normativos y protocolos que deben tenerse en cuenta en la planificación domiciliaria:

1.4.1 Ley 39/2006, Ley de Promoción de la Autonomía Personal y Atención a las Personas en Situación de Dependencia

Esta ley, conocida popularmente como **Ley de Dependencia**, constituye el marco normativo básico para garantizar la atención integral a personas dependientes. Su objetivo principal es promover la autonomía personal y garantizar la protección y atención de quienes se encuentran en situaciones de especial vulnerabilidad.

Entre sus elementos claves destacan:

▸ **Valoración de la situación de dependencia**: establece los grados de dependencia (grado I, II y III) mediante un proceso oficial y estandarizado, que permite identificar con precisión el nivel de ayuda que cada usuario necesita.

▸ **Catálogo de servicios y prestaciones**: contempla diferentes servicios y prestaciones a los que puede acceder la persona dependiente (servicio de ayuda a domicilio, teleasistencia, centros de día, prestaciones económicas para cuidados en el entorno familiar, etc.).

▸ **Plan Individualizado de Atención (PIA)**: documento fundamental derivado de esta Ley, que establece específicamente las medidas y recursos asignados a cada usuario tras la evaluación oficial de su situación.

1.4.2 Plan Individualizado de Atención (PIA)

Este documento oficial, derivado directamente de la Ley de Dependencia, se configura como una herramienta fundamental para la planificación domiciliaria:

El contenido básico del PIA es:

- Datos personales y familiares del usuario.
- Diagnóstico y valoración de grado de dependencia.
- Servicios o prestaciones asignados según las necesidades detectadas (ayuda a domicilio, teleasistencia, prestaciones económicas, etc.).
- Objetivos y actuaciones específicos que se pretenden alcanzar con el usuario, adaptados individualmente.
- Revisión periódica obligatoria (mínimo anual, o cuando cambie la situación del usuario).

Ejemplo

Una persona con dependencia grado II puede tener asignado en su PIA un servicio de ayuda a domicilio de 20 horas semanales, junto con teleasistencia. El plan domiciliario que diseñe el cuidador debe coordinarse obligatoriamente con los recursos asignados en el PIA, registrando actividades y horarios específicos en concordancia con el documento oficial.

1.4.2.1 NORMATIVA SOBRE PROTECCIÓN DE DATOS PERSONALES (RGPD Y LEY ORGÁNICA 3/2018)

La atención domiciliaria implica necesariamente el manejo de datos sensibles de los usuarios. Hay que aplicar rigurosamente la normativa sobre protección de datos personales:

- **Reglamento General de Protección de Datos (RGPD)**: establece cómo deben manejarse los datos personales (información clínica, identificación personal, etc.).

▸ **Ley Orgánica 3/2018** de Protección de Datos Personales y Garantía de los Derechos Digitales: complementa y especifica las directrices del RGPD en España.

El protocolo básico de cumplimiento es:

▸ Guardar documentación personal y clínica en lugares seguros, protegidos y de acceso restringido.

▸ Solicitar siempre consentimiento informado del usuario o tutor legal para el tratamiento de sus datos personales.

▸ Evitar compartir información sensible con personas no autorizadas.

1.4.2.2 NORMATIVA EN PREVENCIÓN DE RIESGOS LABORALES (LEY 31/1995 Y RD 39/1997)

Dado que el entorno domiciliario es también el lugar de trabajo de los cuidadores, la planificación domiciliaria debe incorporar necesariamente protocolos específicos de seguridad y salud laboral:

▸ Evaluar y controlar riesgos potenciales del entorno doméstico.

▸ Formar e informar al personal cuidador sobre riesgos específicos (caídas, manejo de cargas, riesgos biológicos).

▸ Aplicar protocolos claros ante incidentes o accidentes domésticos.

1.4.3 Normativa sanitaria aplicable

La atención domiciliaria incluye frecuentemente actuaciones sanitarias básicas (administración de medicamentos, curas, prevención de úlceras por presión). Para estas intervenciones debe seguirse siempre:

▸ Protocolos sanitarios específicos elaborados por entidades sanitarias competentes (Servicios de Salud Autonómicos).

▼ Normas básicas de higiene y manipulación segura de medicamentos según indicaciones médicas.

▼ Registros específicos de administración de tratamientos y medicación (hojas de registro de tratamientos).

A continuación, se expone un ejemplo de protocolo domiciliario básico:

Protocolo	Descripción breve	Aplicación práctica
Valoración de Dependencia (Ley 39/2006)	Evaluación del grado de dependencia mediante baremos oficiales	Realizar evaluación inicial según documentación oficial del usuario
Protección de Datos (RGPD)	Manejo seguro y confidencial de datos personales	Guardar documentos sensibles en archivadores con llave, nunca divulgar datos sin autorización
Seguridad y Salud Laboral (Ley PRL)	Prevención y actuación ante riesgos laborales	Evaluar hogar periódicamente, informar al trabajador sobre riesgos
Protocolos sanitarios	Directrices específicas para la administración de medicamentos y curas	Registrar en hoja específica cada administración de medicación

1.5 PARTICIPACIÓN DE LA PERSONA DEPENDIENTE Y SU FAMILIA EN LA PLANIFICACIÓN

La planificación del trabajo domiciliario no debe realizarse de manera unilateral, sino que exige una participación y consciente tanto de la persona dependiente como de su entorno familiar. Este enfoque participativo garantiza que el plan resultante se adapte verdaderamente a las expectativas, deseos y necesidades individuales del usuario, promoviendo además la aceptación de este por parte de todas las personas implicadas. La inclusión activa de la familia y del usuario en este proceso también fortalece los vínculos afectivos, mejora la comunicación y contribuye a generar un clima de confianza y cooperación mutua.

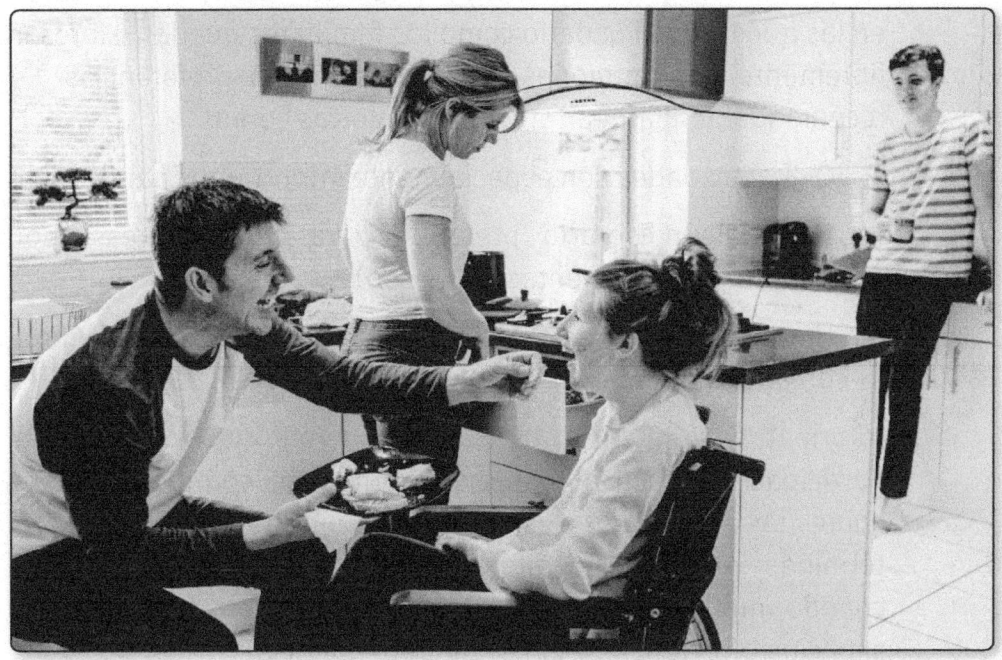

La participación en la planificación ofrece beneficios claros y medibles:

- ▼ **Incrementa la satisfacción y aceptación del usuario**, quien percibe que sus opiniones y preferencias son tenidas en cuenta.

- ▼ **Mejora la calidad del servicio prestado**, al adaptarse a las necesidades reales identificadas conjuntamente.

- ▼ **Fortalece las relaciones familiares** al clarificar expectativas, responsabilidades y objetivos comunes.

- ▼ **Previene conflictos**, gracias a la anticipación y negociación de posibles diferencias en cuanto a prioridades o formas de ejecutar las tareas.

Para fomentar esta implicación, es importante seguir ciertos principios prácticos y metodológicos:

1. **Escucha activa y diálogo continuo**: realizar reuniones regulares en las que tanto el usuario como los familiares puedan expresar libremente sus opiniones, preocupaciones o preferencias. Es recomendable plantear preguntas abiertas como:

   - ¿Qué actividades son especialmente importantes para usted?

   - ¿Tiene algún horario preferido para ciertas tareas (por ejemplo, aseo, alimentación, paseo)?

   - ¿Hay alguna actividad que desearía realizar usted mismo/a con apoyo mínimo?

2. **Informar claramente de las opciones disponibles**: la participación efectiva requiere información completa y clara sobre las opciones existentes. Es importante explicar en términos sencillos las diferentes alternativas, especialmente cuando implican aspectos técnicos o normativos (por ejemplo, servicios ofrecidos por la Ley de Dependencia).

3. **Tomar decisiones conjuntas**: las decisiones importantes deberían tomarse siempre tras consultar con todas las partes implicadas. No obstante, se debe respetar especialmente la opinión y las preferencias expresadas por la persona dependiente, promoviendo su autonomía personal al máximo.

4. **Aclarar roles y responsabilidades familiares**: definir claramente qué funciones asumirán los familiares y cuáles serán delegadas en cuidadores profesionales. Esto evitará posibles conflictos y sobrecargas en el entorno familiar.

5. **Asegurar transparencia en todo el proceso**: mantener un registro escrito y accesible de los acuerdos alcanzados en las reuniones, favoreciendo así la transparencia y confianza mutua.

A continuación, se describe un ejemplo práctico de una reunión participativa familiar (modelo):

Momento	Acción	Objetivo
Inicio	Explicación breve de objetivos de la reunión	Clarificar la finalidad de la sesión
Desarrollo	Recoger opiniones sobre tareas y horarios preferidos por el usuario	Identificar claramente preferencias individuales
Desarrollo	Repartir roles entre familiares y cuidadores	Asegurar responsabilidad compartida y definida
Cierre	Resumir acuerdos adoptados por escrito	Garantizar transparencia y consenso

En casos donde la persona dependiente presente dificultades para comunicarse (por deterioro cognitivo avanzado, dificultades del habla o trastornos emocionales), es importante adaptar el método de participación utilizando:

- Comunicación no verbal y herramientas visuales (imágenes, dibujos, pictogramas).

- Preguntas cerradas simples y claras (respuestas «sí/no»).

- Observación cuidadosa de gestos y expresiones faciales para captar preferencias y emociones.

Por último, existen algunos errores frecuentes a evitar en la participación familiar:

- **Sobreprotección**: evitar tomar decisiones sin consultar al usuario por considerar qué es lo mejor para él. Se debe fomentar la autonomía dentro de las capacidades del individuo.

▶ **Exclusión involuntaria del usuario**: asegurar que la persona dependiente siempre tenga la oportunidad de expresar su opinión, incluso cuando haya limitaciones de comunicación.

▶ **Sobrecarga familiar**: evitar asignar a familiares tareas excesivas o que superen su capacidad real, reconociendo claramente los límites.

1.6 HERRAMIENTAS PARA LA PLANIFICACIÓN: AGENDAS, CALENDARIOS Y REGISTROS DE TAREAS

Para asegurar que la planificación domiciliaria sea eficaz, ordenada y clara para todas las personas involucradas, es imprescindible contar con ciertas herramientas prácticas. Las **agendas**, los **calendarios** y los **registros de tareas** son instrumentos esenciales que permiten visualizar fácilmente las actividades programadas, mantener un seguimiento riguroso del cumplimiento del plan establecido, y adaptarse con flexibilidad a las necesidades cambiantes del usuario y su entorno.

En primer lugar, las **agendas** representan un recurso indispensable para la organización cotidiana. Una agenda domiciliaria eficaz debe ser sencilla de entender, accesible en todo momento y estar ubicada en un lugar visible del hogar. En ella se anotan diariamente las actividades esenciales, tales como **horarios de comidas, medicación, citas médicas, visitas programadas o tareas puntuales** que requieren atención especial. La utilización diaria de una agenda ayuda a los cuidadores y familiares a no olvidar ninguna actividad importante y proporciona tranquilidad al usuario, quien puede visualizar claramente su rutina diaria.

En ocasiones, resulta útil optar por agendas específicas diseñadas para la atención sociosanitaria, que incluyen apartados adicionales como observaciones sobre el estado anímico o incidencias puntuales ocurridas durante el día.

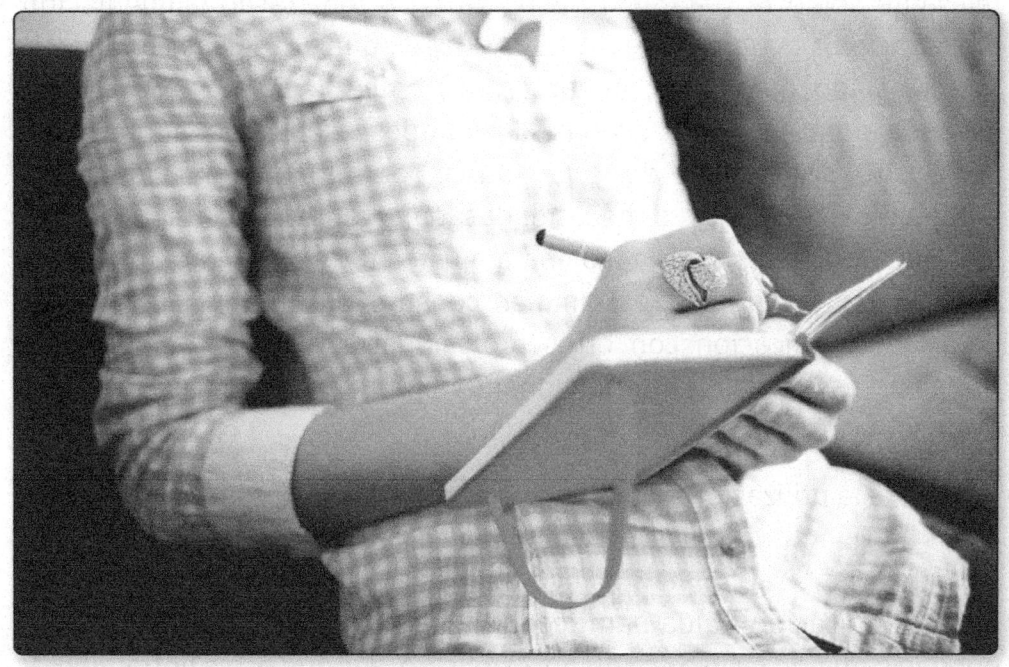

En segundo lugar, los **calendarios** proporcionan una perspectiva más amplia y permiten una **planificación semanal o mensual clara**, facilitando así la organización anticipada de actividades periódicas y eventos puntuales, como visitas médicas regulares, reuniones familiares o actividades comunitarias. Un calendario domiciliario correctamente gestionado debe incluir no solo las fechas relevantes, sino también anotaciones breves que recuerden aspectos importantes de cada evento, como preparativos previos o materiales necesarios para realizar una actividad específica. Se recomienda que estos calendarios estén **ubicados en lugares estratégicos del hogar**, preferiblemente en espacios comunes (como la cocina o la sala de estar), para que sean fácilmente consultables por todas las personas implicadas en el cuidado.

Por último, los **registros de tareas** cumplen una función fundamental al permitir documentar claramente la ejecución de las actividades programadas y realizar un seguimiento continuo del estado y evolución del usuario. Estos registros suelen incluir información relevante como la **realización efectiva de tareas** (aseo, alimentación, movilización), **cambios significativos observados en el usuario** (aspecto físico, estado emocional, apetito) **y cualquier incidencia destacable ocurrida durante el día** (caídas, dificultades especiales, imprevistos). El registro sistemático de estas tareas permite además identificar rápidamente patrones o necesidades emergentes, facilitando así la toma de decisiones informadas para ajustes futuros en la planificación domiciliaria. Estos registros también constituyen una herramienta útil para la comunicación con otros profesionales (médicos, enfermeros, trabajadores sociales), proporcionando información precisa sobre la evolución y estado actual del usuario.

Para la utilización eficiente de estas herramientas es necesario que **todos los miembros del equipo familiar y profesional se comprometan a su mantenimiento constante**, revisándolas regularmente y manteniendo una comunicación fluida para resolver posibles dudas o conflictos que puedan surgir en su uso cotidiano. Asimismo, aunque estas herramientas pueden utilizarse de manera individual, se recomienda integrarlas de forma complementaria, ya que cada una cumple funciones diferentes y esenciales para garantizar una planificación domiciliaria integral, organizada y adaptada a las necesidades específicas de cada usuario y su entorno familiar.

2

Aplicación de técnicas de gestión del presupuesto de la unidad convivencial

La **gestión eficiente del presupuesto familiar** es una habilidad clave para garantizar el bienestar integral de las personas dependientes. En contextos donde los recursos son limitados o requieren un control riguroso, es esencial aplicar técnicas específicas que permitan optimizar gastos, prever necesidades futuras y asegurar una estabilidad económica sostenible en el hogar.

2.1 PRINCIPIOS BÁSICOS DE LA ECONOMÍA DOMÉSTICA Y ADMINISTRACIÓN DEL HOGAR

La **economía doméstica** comprende todas aquellas decisiones financieras que toman las personas o familias en relación con la administración de recursos disponibles para satisfacer necesidades básicas, así como para afrontar gastos imprevistos. Dominar estos principios facilita el control eficaz del presupuesto familiar, especialmente en hogares donde residen personas dependientes, cuyas necesidades específicas pueden conllevar gastos adicionales que deben gestionarse con rigor.

A continuación, se describen los principios fundamentales de economía doméstica:

2.1.1 Principio del equilibrio presupuestario

Este principio básico establece que los gastos nunca deberían superar los ingresos.

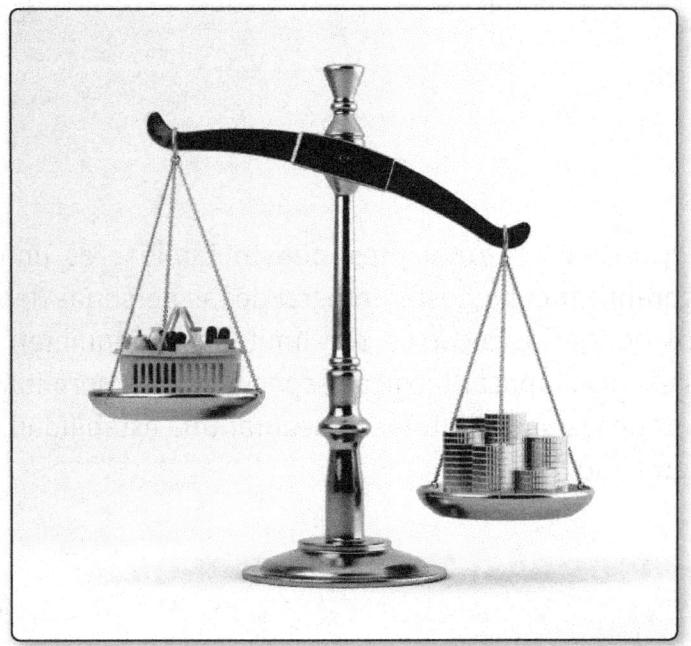

Para lograrlo es necesario tener claridad absoluta sobre qué ingresos se perciben y en qué gastos son empleados regularmente.

Los **ingresos** pueden ser:

▼ Sueldos o salarios.

▼ Pensiones o prestaciones (dependencia, jubilación, discapacidad, subsidios).

▼ Ayudas económicas sociales o familiares.

Por otro lado, los **gastos** se dividen habitualmente en:

▸ Gastos fijos (hipoteca o alquiler, suministros básicos: luz, agua, gas, teléfono, medicamentos regulares, seguros).

▸ Gastos variables (alimentación, ropa, ocio, transporte, imprevistos).

2.1.2 Principio de priorización

Este principio establece que ciertos gastos son más importantes que otros y deben cubrirse antes que aquellos considerados menos esenciales. La jerarquía típica suele ser:

▸ **Esenciales** (alimentación básica, medicamentos imprescindibles, suministros básicos del hogar).

▸ **Necesarios, pero flexibles** (vestimenta, transporte).

▸ **Complementarios u ocasionales** (ocio, entretenimiento, regalos).

2.1.3 Principio de planificación anticipada

Una buena planificación reduce considerablemente el estrés financiero y mejora el control del gasto. Implica prever gastos futuros regulares (pago anual de impuestos, seguros, revisiones médicas, mantenimiento del hogar) y reservar fondos para imprevistos.

Para administrar eficazmente el hogar es necesario:

▸ **Registrar ingresos y gastos regularmente**:

• Utilizar libretas, hojas de cálculo sencillas o aplicaciones móviles específicas.

• Realizar revisiones semanales o mensuales para comprobar la evolución del presupuesto.

▼ **Clasificar y controlar gastos:**

- Separar claramente los gastos en categorías (alimentación, suministros, medicamentos, ocio).

- Determinar límites claros por categorías para no sobrepasar el presupuesto disponible.

▼ **Generar ahorro y fondos de emergencia:**

- Reservar una cantidad mensual (por pequeña que sea) destinada al ahorro.

- Mantener un fondo específico destinado únicamente a cubrir situaciones de emergencia (averías, tratamientos médicos no previstos, reparaciones urgentes).

▼ **Evaluar y ajustar periódicamente el presupuesto:**

- Realizar una evaluación trimestral o semestral que permita realizar ajustes y redefinir objetivos de ahorro o gasto.

Ejemplo

Una familia compuesta por un usuario dependiente que recibe una pensión de dependencia (300 €) más la pensión de jubilación (800 €), y un cuidador familiar con ingresos laborales de 700 € mensuales. Su presupuesto total asciende a 1.800 €.

Aplicando los principios anteriores, la familia organiza su presupuesto mensual:

- ▼ Gastos esenciales (alimentación básica, suministros, medicación del dependiente): 900 €

- ▼ Gastos variables necesarios (transporte, vestuario, productos domésticos): 400 €

- ▼ Gastos ocasionales o imprevistos (ocio, emergencias, reparaciones): 200 €

- ▼ Ahorro mensual (fondo emergencias o previsiones futuras): 300 €

2.2 ELABORACIÓN DEL PRESUPUESTO FAMILIAR: INGRESOS, GASTOS FIJOS Y VARIABLES

La elaboración del presupuesto familiar constituye una herramienta esencial para gestionar adecuadamente los recursos económicos del hogar, garantizando que todas las necesidades básicas y específicas de la persona dependiente sean cubiertas. Un presupuesto familiar bien estructurado aporta seguridad financiera, reduce el estrés económico y facilita la toma de decisiones informadas en momentos de incertidumbre o ante situaciones imprevistas.

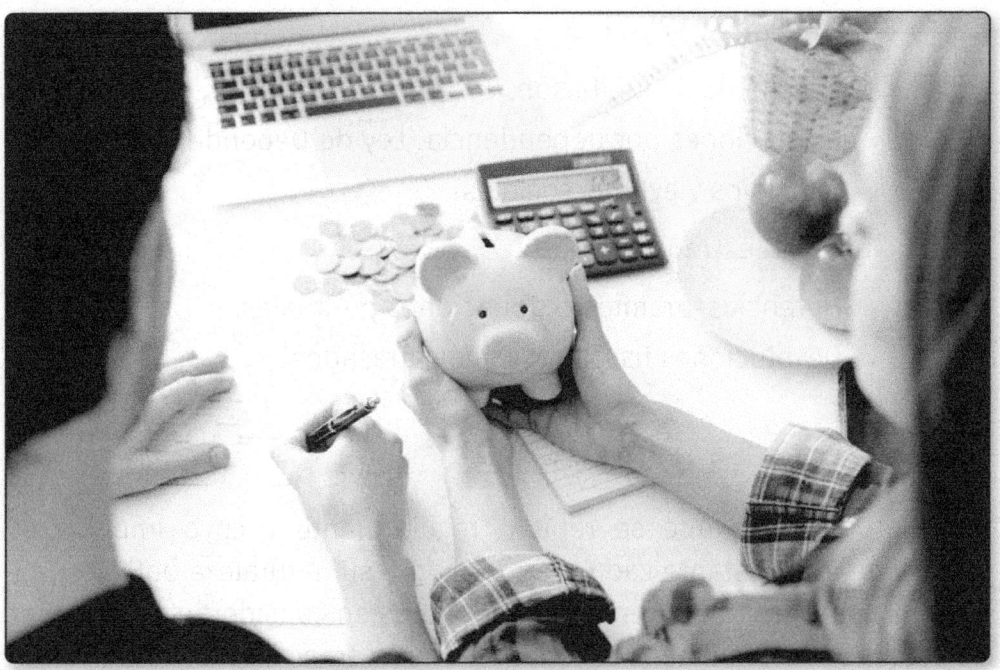

Para construir un presupuesto eficaz, es fundamental tener claro tres elementos clave: los **ingresos**, los **gastos fijos** y los **gastos variables**.

2.2.1 Ingresos familiares

Los ingresos constituyen el punto de partida de cualquier presupuesto doméstico. Es fundamental identificar claramente todas las fuentes económicas con las que cuenta la familia. Los ingresos más comunes pueden clasificarse en:

▸ **Ingresos laborales**:

- Salarios mensuales.
- Horas extra.
- Trabajos temporales o eventuales.

▸ **Prestaciones y ayudas**:

- Pensiones de jubilación.
- Prestaciones por dependencia (Ley de Dependencia).
- Subsidios y ayudas sociales.

▸ **Ingresos extraordinarios**:

- Herencias, premios o donaciones puntuales.
- Devoluciones fiscales o pagos atrasados.

2.2.2 Gastos fijos del hogar

Son aquellos que se repiten regularmente y cuyo importe es relativamente constante cada mes. Debido a su naturaleza obligatoria y estable, estos gastos suelen ser los primeros en considerarse al diseñar un presupuesto familiar. Entre ellos se encuentran:

▸ **Vivienda**:

- Alquiler o hipoteca mensual.
- Comunidad o gastos de mantenimiento del inmueble.

▼ **Servicios básicos**:

- Electricidad, gas, agua.
- Telefonía e internet.
- Seguros obligatorios (vivienda, salud, vida).

▼ **Salud y medicamentos**:

- Medicamentos recurrentes.
- Tratamientos regulares o terapia.

▼ **Cuidado personal del usuario dependiente**:

- Servicio profesional domiciliario (ayuda a domicilio o SAD).
- Gastos mensuales en productos específicos (pañales, suplementos alimenticios, productos de higiene especializada).

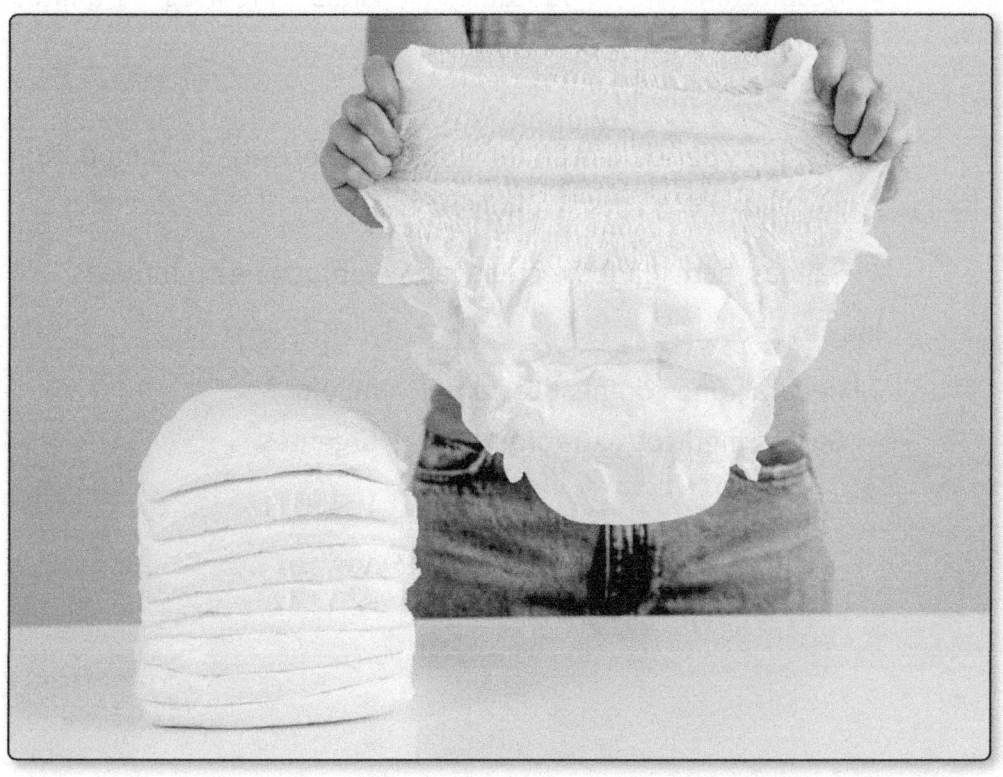

2.2.3 Gastos variables del hogar

A diferencia de los gastos fijos, los gastos variables pueden cambiar considerablemente cada mes. Dependen generalmente del consumo personal, las circunstancias particulares y la estación del año. Una gestión adecuada de estos gastos permite flexibilizar y ajustar el presupuesto mensual según las necesidades específicas.

Los principales gastos variables son:

▸ **Alimentación diaria**:

- Compra de alimentos frescos y perecederos.
- Dietas especiales por requerimientos médicos.

▸ **Transporte**:

- Combustible, transporte público, taxis.
- Desplazamientos puntuales (visitas médicas, trámites administrativos).

▸ **Vestuario y calzado**:

- Compras periódicas en función de la necesidad y temporada.

▸ **Ocio y tiempo libre**:

- Salidas, actividades recreativas, celebraciones puntuales.

▸ **Imprevistos**:

- Reparaciones domésticas o del vehículo.
- Gastos médicos extraordinarios o urgentes.

Ejemplo

Caso práctico de presupuesto aplicado: familia con persona dependiente (Grado II)

- ▸ Ingresos totales: 1.600 € (Pensión jubilación: 800 €; ayuda dependencia: 400 €; ingreso laboral familiar: 400 €).
- ▸ Gastos fijos totales: 1.000 € (vivienda, suministros, medicación, servicio domiciliario).
- ▸ Gastos variables totales estimados: 400 € (alimentación especial, transporte, ocio limitado).

Esta familia cuenta con un pequeño margen mensual (200 €) destinado al ahorro, que les permite afrontar con cierta tranquilidad cualquier gasto inesperado que pudiera surgir (reparación de electrodomésticos, gastos médicos adicionales).

Por último, algunas buenas estrategias para optimizar el presupuesto familiar son:

- ▸ **Revisar periódicamente ingresos y gastos**: ajustar continuamente en función de variaciones.
- ▸ **Planificar compras con anticipación**: especialmente la alimentación y productos domésticos.
- ▸ **Buscar activamente descuentos y promociones**: ahorro en compras habituales.
- ▸ **Negociar tarifas de servicios básicos periódicamente**: luz, gas, telefonía.
- ▸ **Asignar fondos mensuales al ahorro**: incluso cantidades pequeñas permiten crear un fondo de emergencia que evitará endeudamientos.

2.3 TÉCNICAS DE CONTROL DE GASTOS Y AHORRO EN EL ENTORNO DOMÉSTICO

El control eficaz del gasto familiar es crucial para mantener la estabilidad económica en hogares con personas dependientes, donde los recursos a menudo son limitados y las necesidades pueden ser elevadas. Aplicar adecuadamente técnicas de gestión del gasto y estrategias de ahorro permite garantizar la cobertura de necesidades inmediatas, y también prepararse para situaciones futuras o emergencias que puedan surgir.

A continuación, se detallan diferentes estrategias y técnicas prácticas que pueden aplicarse directamente en el ámbito doméstico, orientadas específicamente al control de gastos y fomento del ahorro.

2.3.1 Registro continuo de gastos

Mantener un registro constante y detallado de todos los gastos familiares es la técnica más básica y eficaz para controlar las finanzas domésticas. Se recomienda utilizar herramientas simples como cuadernos físicos, hojas Excel o aplicaciones móviles de gestión económica.

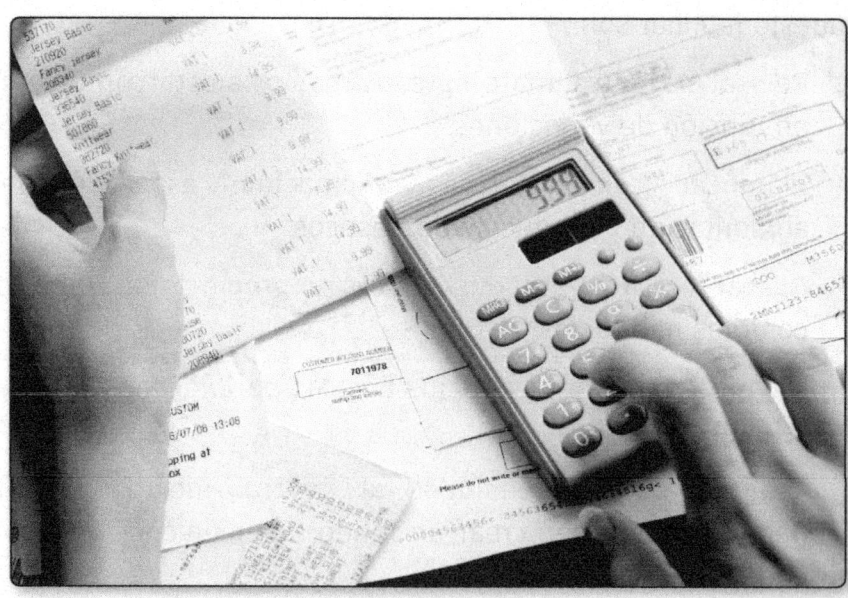

Las principales ventajas del registro son:

▸ Identificación rápida de gastos innecesarios o excesivos.

▸ Visión clara y actualizada del estado financiero familiar.

▸ Facilidad para ajustar presupuestos cuando sea necesario.

2.3.2 Uso sistemático de listas para compras domésticas

Realizar listas detalladas de compras reduce la posibilidad de realizar adquisiciones impulsivas o innecesarias.

Algunos consejos útiles son:

▸ Planificar menús semanales y elaborar la lista de compra en función de ello.

▸ Ajustarse estrictamente a la lista elaborada, evitando desviaciones innecesarias.

▸ Revisar despensas y frigoríficos previamente para evitar compras duplicadas.

2.3.3 Comparación periódica de precios y proveedores

Una buena práctica es comparar regularmente precios y condiciones de diferentes establecimientos o proveedores de servicios básicos.

Algunos consejos prácticos para aplicar son:

▸ Aprovechar ofertas puntuales y promociones en supermercados.

▸ Revisar periódicamente contratos de suministros (telefonía, luz, gas), negociando tarifas más ventajosas.

▸ Considerar marcas blancas o productos genéricos en medicamentos y productos domésticos.

2.3.4 Regla del 10%: ahorro obligado mensual

Se recomienda reservar obligatoriamente entre el 5% y el 10% de los ingresos mensuales como fondo de ahorro fijo, tratándolo como un gasto más dentro del presupuesto.

Por ejemplo, si una familia ingresa mensualmente 1.500 €, reservar obligatoriamente entre 75 € y 150 € mensuales.

2.3.5 Reducción en consumos domésticos básicos

Implementar acciones que permitan un ahorro continuo en suministros básicos como electricidad, agua o gas:

- ▼ Utilizar bombillas LED de bajo consumo.

- ▼ Usar electrodomésticos en franjas horarias de tarifas reducidas (horas valle).

- ▼ Regular termostatos de calefacción y aire acondicionado a temperaturas eficientes.

- ▼ Optimizar consumo de agua (uso racional de duchas, electrodomésticos con programas eco).

2.3.6 Aprovechamiento eficiente de alimentos

Esta estrategia implica:

- ▼ Planificar menús en base a alimentos de temporada, más económicos y nutritivos.

- ▼ Realizar recetas con sobras aprovechables (croquetas, caldos, ensaladas variadas).

- ▼ Congelar adecuadamente excedentes alimentarios para prolongar su conservación.

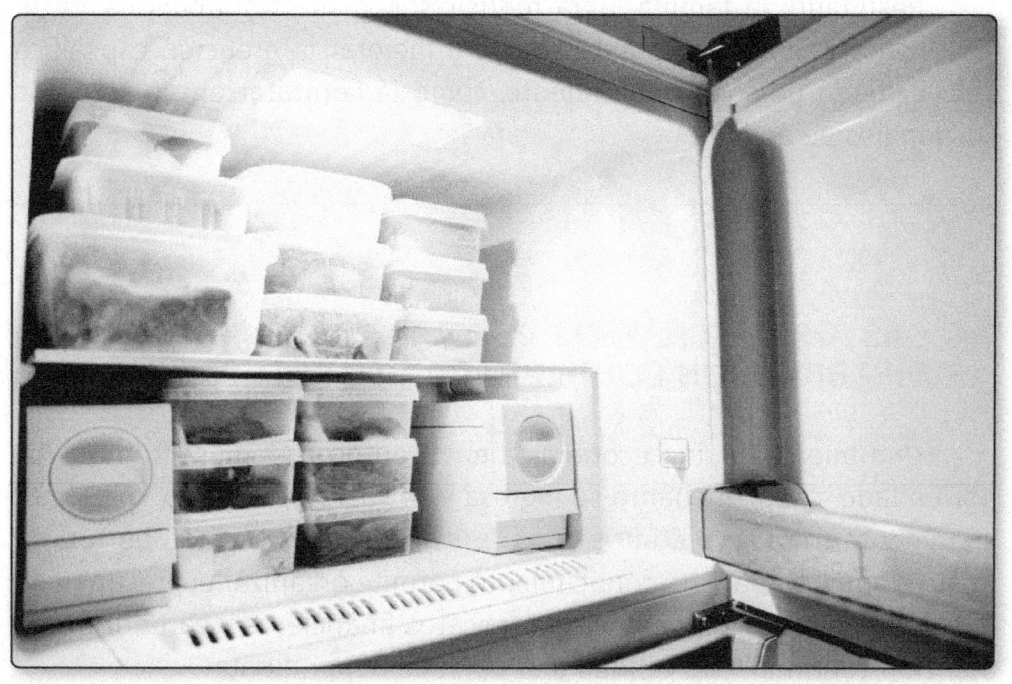

Ejemplo

La familia de una persona mayor dependiente:

Decide llevar un registro semanal detallado, detectando gastos recurrentes innecesarios (suscripciones digitales no usadas, desperdicio alimentario frecuente).

Introduce listas semanales de compras basadas en menús adaptados nutricionalmente al usuario.

Ajusta contratos de suministros, ahorrando aproximadamente 20 €/mes en luz y teléfono.

Establece un fondo de emergencia fijo (30 €/mes) y reserva un 10% mensual de ingresos como ahorro sistemático.

Resultado: la familia logra reducir sus gastos variables hasta un 15% mensual, destinando este ahorro a mejorar la atención específica que recibe la persona dependiente, como la contratación de servicios adicionales de apoyo.

2.4 GASTOS ORDINARIOS VS. EXTRAORDINARIOS Y DISTRIBUCIÓN EQUILIBRADA DEL PRESUPUESTO

Una buena gestión económica en el entorno doméstico requiere, por un lado, conocer cuánto se ingresa y se gasta, y, por otro, **distinguir claramente entre los distintos tipos de gastos** y planificar su cobertura de manera equilibrada. Este conocimiento permite organizar el presupuesto con criterios realistas, prevenir imprevistos financieros y garantizar una atención continua y de calidad a la persona dependiente.

¿Qué son los gastos ordinarios?

Los **gastos ordinarios** son aquellos que se producen de manera regular y previsible en la unidad convivencial. Suelen formar parte de la vida cotidiana del hogar y deben estar contemplados como parte fija del presupuesto mensual.

Algunos ejemplos de gastos ordinarios son:

- ￫ Alquiler o hipoteca.
- ￫ Luz, agua, gas, teléfono e internet.
- ￫ Alimentación básica.
- ￫ Medicamentos habituales y productos sanitarios.
- ￫ Productos de higiene.
- ￫ Transporte recurrente (autobús, gasolina).
- ￫ Servicio de ayuda a domicilio o atención sociosanitaria regular.

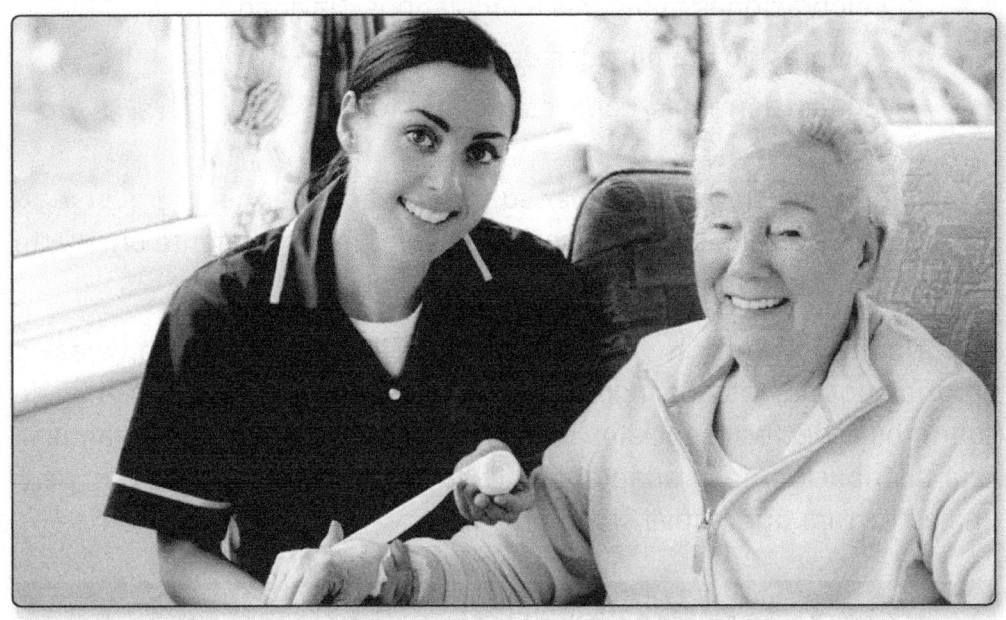

Estos gastos deben **tener prioridad absoluta** en el diseño del presupuesto, ya que afectan directamente a la calidad de vida de la persona dependiente y al mantenimiento básico del hogar.

¿Qué son los gastos extraordinarios?

Por su parte, los **gastos extraordinarios** son aquellos que **no se presentan de forma regular**, pero que pueden surgir en cualquier momento. Suelen estar relacionados con necesidades puntuales, emergencias o circunstancias especiales.

Algunos ejemplos de gastos extraordinarios son:

- Reparación urgente de electrodomésticos o instalaciones (caldera, nevera, baño...).
- Intervenciones médicas no cubiertas o pruebas diagnósticas privadas.
- Adquisición de ayudas técnicas o materiales ortopédicos no previstos.

▼ Celebraciones familiares (cumpleaños, Navidad).

▼ Compras no planificadas de ropa o calzado.

▼ Multas, derramas, copagos imprevistos.

Aunque no se puede prever su fecha exacta, **sí puede preverse su posibilidad**. Por ello, es fundamental reservar mensualmente una parte del presupuesto para cubrir este tipo de eventualidades.

Una **distribución equilibrada** implica asignar porcentajes aproximados del total de ingresos a cada categoría de gasto, con el fin de cubrir los aspectos esenciales sin poner en riesgo la economía familiar. Esta distribución debe adaptarse a cada hogar según su realidad, pero una estructura orientativa sería:

Categoría	Porcentaje sugerido	Objetivo
Gastos ordinarios básicos	60% – 70%	Asegurar las necesidades primarias del hogar y del usuario dependiente
Ahorro o fondo de emergencias	10% – 15%	Prevenir dificultades económicas ante imprevistos o gastos extraordinarios
Gastos extraordinarios previstos	5% – 10%	Reservar para eventos anuales o necesidades puntuales
Ocio y bienestar personal	5% – 10%	Favorecer la calidad de vida emocional del usuario y su entorno

Algunos aspectos y acciones a tener en cuenta son:

▼ **Evitar agotar todo el ingreso en gastos ordinarios.** Siempre debe dejarse un margen para emergencias.

▼ **No confundir gastos extraordinarios con caprichos.** La compra impulsiva de bienes no esenciales puede poner en peligro el equilibrio financiero del hogar.

▼ **Registrar los gastos extraordinarios cuando ocurran.** Esto permite analizarlos y preverlos mejor en el futuro.

▼ **Revisar periódicamente la distribución del presupuesto.** Las necesidades familiares y del usuario pueden cambiar (inicio de una nueva medicación, aparición de una patología, pérdida de ingresos, etc.).

2.5 FACTORES QUE CONDICIONAN LA PRIORIZACIÓN DE GASTOS EN LA UNIDAD CONVIVENCIAL

En la gestión económica de un hogar donde reside una persona dependiente, no todos los gastos tienen el mismo peso ni la misma urgencia. **Priorizar adecuadamente los gastos** es fundamental para garantizar el bienestar de los miembros de la unidad convivencial y evitar desequilibrios financieros. Esta priorización no responde únicamente a criterios económicos, sino también a factores personales, sociales, sanitarios y estructurales que determinan qué necesidades deben atenderse primero.

A continuación, se analizan los principales factores que influyen en esa priorización, aportando ejemplos y recomendaciones prácticas para su aplicación.

2.5.1 Grado de dependencia y necesidades sanitarias del usuario

Cuanto mayor es el grado de dependencia, más recursos específicos suelen requerirse, lo que influye directamente en la asignación de prioridades presupuestarias.

▼ **Ejemplo**: una persona en grado III de dependencia requerirá, antes que nada, cubrir gastos como asistencia profesional, productos de higiene especializada o ayudas técnicas para la movilidad, incluso por encima de otros gastos habituales como el ocio o el vestuario.

▼ **Prioridad alta:** servicios sociosanitarios, tratamientos médicos, productos ortopédicos, medicamentos esenciales.

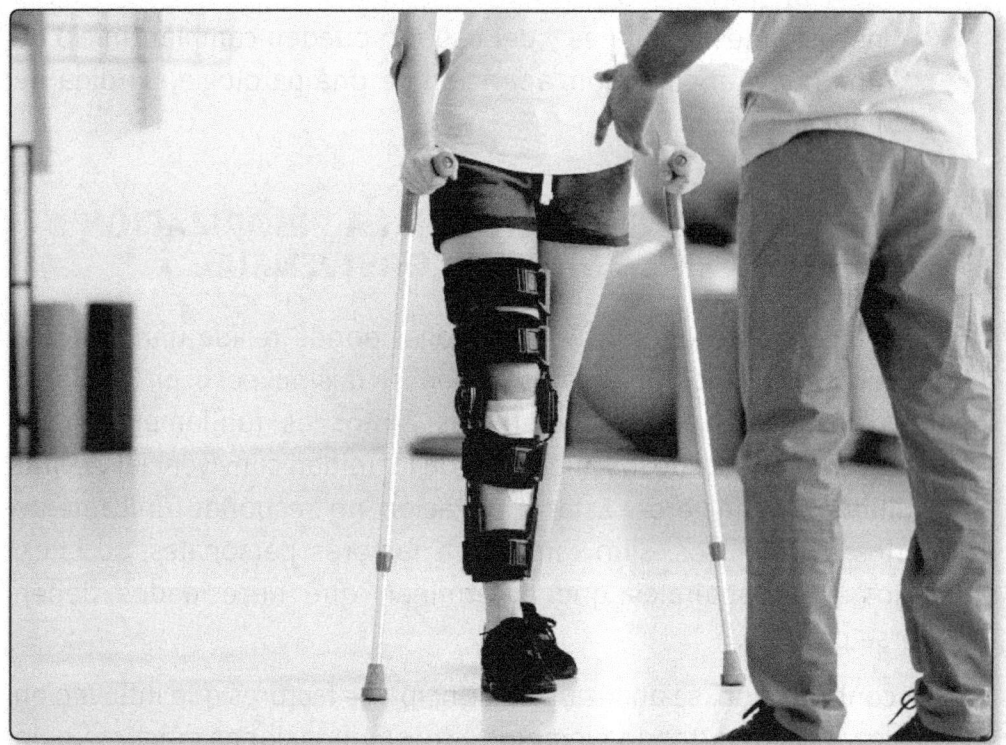

2.5.2 Ingresos disponibles y composición familiar

El nivel de ingresos del hogar y el número de personas que lo integran condicionan la capacidad de cubrir gastos y la forma en que estos se jerarquizan.

▼ **Ejemplo:** en una unidad convivencial con ingresos bajos y varias personas a cargo, se priorizarán los gastos colectivos (alimentación, suministros, alquiler) sobre los individuales (ocio personal o servicios no esenciales).

▼ **Prioridad media-alta:** gastos colectivos fijos (alquiler, alimentación, suministros).

2.5.3 Presencia o ausencia de apoyos externos

La disponibilidad de apoyos institucionales o familiares puede aliviar ciertos gastos o modificar su importancia.

- ▼ **Ejemplo**: si el ayuntamiento concede ayuda a domicilio gratuita o cofinanciada, no será necesario destinar parte del presupuesto a contratar cuidadores privados, permitiendo priorizar otros aspectos (como adaptaciones del hogar o mejoras en la alimentación).

- ▼ **Prioridad variable:** en función de las ayudas recibidas (Ley de Dependencia, SAD, pensiones no contributivas...).

2.5.4 Condiciones estructurales de la vivienda

Las características físicas del domicilio condicionan qué gastos deben abordarse primero para garantizar un entorno seguro y funcional.

- ▼ **Ejemplo**: si la vivienda carece de calefacción y el invierno se aproxima, se dará prioridad a la compra de estufas o mantas térmicas antes que a otras inversiones.

- ▼ **Prioridad alta:** adaptaciones esenciales del hogar, accesibilidad, climatización.

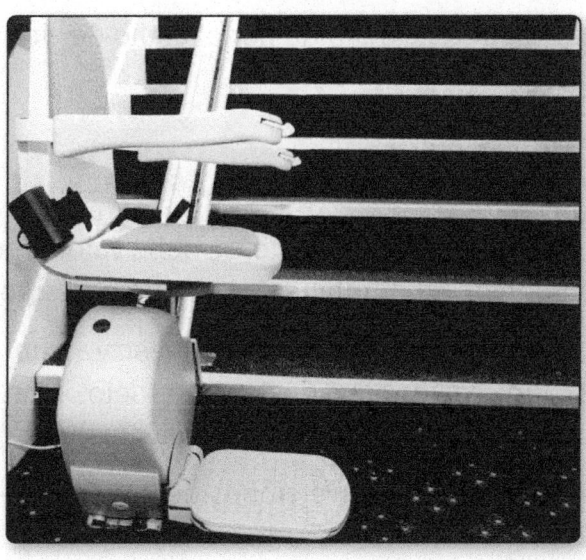

2.5.5 Época del año o circunstancias temporales

Algunos gastos se vuelven prioritarios en función de la estación o del momento vital de la persona dependiente.

- **Ejemplo**: en verano, será prioritario mantener una adecuada hidratación y refrigeración del hogar. Si se aproxima una intervención médica, los recursos deben centrarse en facilitar el pre y postoperatorio (productos, transporte, acompañamiento).
- **Prioridad contextual**: en función del momento (verano/invierno, eventos médicos, retornos al domicilio tras hospitalización...).

2.5.6 Valores y prioridades familiares

Cada unidad convivencial tiene sus propias costumbres, valores y formas de vivir. Estos factores culturales y emocionales también condicionan la distribución del gasto.

- **Ejemplo**: una familia que valora mucho la alimentación natural priorizará productos frescos de calidad frente a otros bienes materiales. O bien, puede preferir destinar parte del presupuesto al acompañamiento emocional del usuario (actividades recreativas, paseos, estimulación cognitiva).
- **Prioridad subjetiva:** definida por el estilo de vida y los acuerdos familiares.

2.5.7 Coste y durabilidad del bien o servicio

Al tomar decisiones sobre el gasto, se debe valorar no solo su coste inmediato, sino también su durabilidad o impacto a largo plazo.

- **Ejemplo**: invertir en un colchón antiescaras de calidad puede suponer un gasto elevado en un solo mes, pero evitará complicaciones médicas (y gastos mayores) en el futuro.
- **Prioridad estratégica:** inversiones de impacto preventivo.

A continuación, se expone una tabla resumen con factores condicionantes y su efecto en la priorización a modo de ejemplo:

Factor	Ejemplo práctico	Impacto en la priorización
Grado de dependencia	Necesidad de ayuda profesional diaria	Muy alto
Nivel de ingresos	Ingresos mínimos y varios convivientes	Alto
Ayudas externas	SAD financiado por servicios sociales	Reduce gasto en cuidados
Estado del domicilio	Baño sin accesibilidad	Requiere inversión prioritaria
Época del año	Invierno sin calefacción	Alta prioridad temporal
Valores familiares	Prioridad en alimentación ecológica	Reorientación del presupuesto
Durabilidad/ preventivo	Silla de ruedas de calidad frente a una básica	Ahorro futuro, aunque mayor coste inicial

2.6 PRECAUCIONES EN EL MANEJO DEL PRESUPUESTO: EVITAR ENDEUDAMIENTO Y FRAUDES

El control económico en el entorno doméstico implica planificar y distribuir adecuadamente los recursos y **tomar precauciones activas** para evitar riesgos como el **endeudamiento excesivo** o los **fraudes financieros**. Estos problemas pueden poner en peligro la estabilidad del hogar, afectar la atención a la persona dependiente e incluso generar situaciones de exclusión o dependencia económica a largo plazo.

El endeudamiento puede aparecer de forma gradual, especialmente en situaciones de gastos imprevistos o de falta de planificación. Para evitarlo, es necesario aplicar criterios de prudencia financiera.

Algunas recomendaciones para evitar el endeudamiento son las siguientes:

▸ **Evitar vivir por encima de las posibilidades reales**: no comprometerse con pagos mensuales que superen el 30-40 % de los ingresos totales del hogar.

▸ **No financiar gastos cotidianos con crédito**: los productos financieros deben utilizarse solo para inversiones planificadas y necesarias, no para cubrir gastos corrientes como alimentación o suministros.

▸ **Controlar el uso de tarjetas de crédito**:

- Usarlas solo cuando exista capacidad real de pago en el mes siguiente.

- No acumular varios créditos al consumo en paralelo.

▸ **Evitar el "pago mínimo"**: abonar siempre la totalidad del saldo de tarjetas para no generar intereses acumulativos.

▸ **Establecer un fondo de emergencia**: aunque sea pequeño, disponer de un ahorro mensual para imprevistos evita recurrir a créditos.

▸ **Comparar condiciones antes de adquirir un préstamo**: analizar tipos de interés, comisiones, penalizaciones por impago y duración del crédito.

Las personas mayores y los hogares en situación de dependencia son **especialmente vulnerables** a los fraudes económicos, tanto en entornos físicos como digitales. El desconocimiento de herramientas tecnológicas, la confianza excesiva en terceros o la falta de supervisión pueden facilitar estafas o abusos.

Algunas formas comunes de fraude en entornos domésticos son:

▸ **Ofertas engañosas**: visitas comerciales domiciliarias que ofrecen productos o servicios con precios inflados o sin valor real.

- � **Estafas telefónicas**: llamadas que suplantan entidades bancarias, compañías de luz, gas, etc., solicitando datos personales o bancarios.

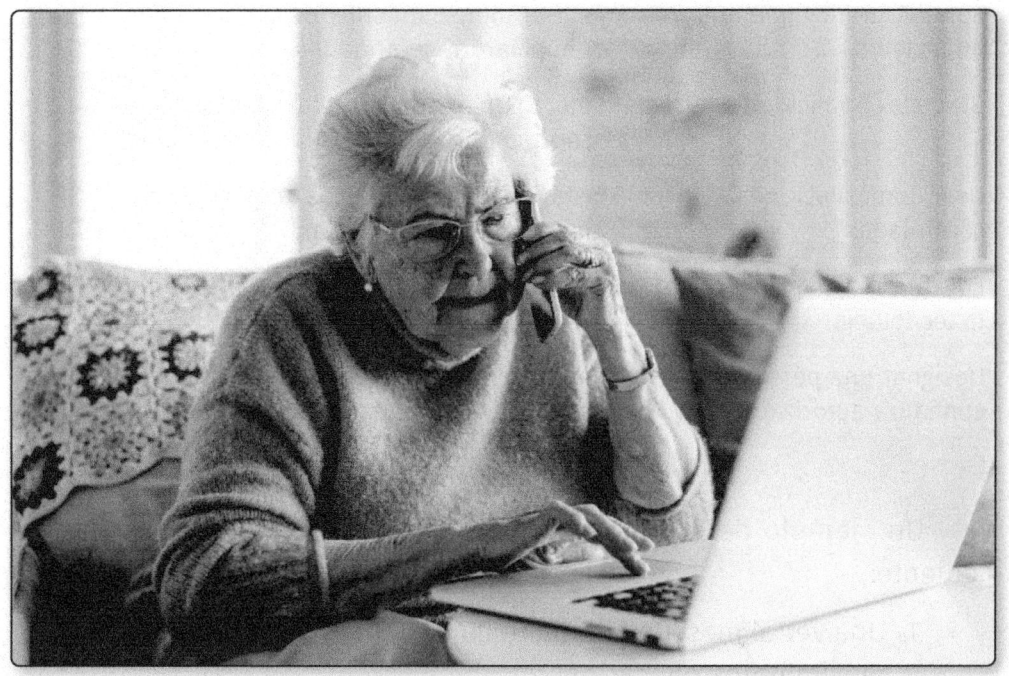

- ▸ **Phishing o fraudes digitales**: correos electrónicos o mensajes que imitan páginas oficiales para robar información financiera.

- ▸ **Cargos no autorizados**: domiciliaciones indebidas o suscripciones a servicios no solicitados.

- ▸ **Manipulación de personas vulnerables**: uso indebido de la tarjeta bancaria de una persona dependiente por parte de alguien cercano.

En la siguiente tabla se describen algunas medidas de prevención ante fraudes:

Medida preventiva	Acción concreta recomendada
Proteger datos bancarios	No compartir nunca claves ni números de cuenta por teléfono o internet.
Supervisar movimientos financieros	Revisar mensualmente los extractos bancarios y denunciar irregularidades.
Bloquear publicidad agresiva	Colocar en el domicilio carteles de "no se acepta publicidad ni visitas comerciales".
Usar domiciliaciones controladas	Evitar pagos automáticos en páginas o empresas no reconocidas.
Educar en el uso seguro de la tecnología	Explicar a la persona dependiente cómo identificar correos sospechosos.
Designar una persona de confianza autorizada	Para acompañar o supervisar gestiones bancarias, si la persona dependiente lo requiere.

Un **ejemplo de protocolo doméstico de prevención** podría ser el siguiente:

1. Una vez al mes, un familiar o cuidador revisa junto al usuario los movimientos bancarios.

2. Se establece una libreta con anotaciones de compras mayores o ingresos esperados.

3. No se autorizan cambios de contrato de servicios sin consulta previa con toda la familia.

4. Se guarda bajo llave toda la documentación financiera o bancaria.

5. Se coloca un aviso junto al teléfono recordando no dar datos personales a desconocidos.

Por último, es importante prestar atención a señales que podrían indicar un problema económico en evolución:

- ⚑ Recibir llamadas frecuentes de empresas de crédito o reclamación.

- ⚑ Incapacidad para pagar los gastos básicos del mes (suministros, alimentación).

- ⚑ Aparición de cargos bancarios no reconocidos.

- ⚑ Ansiedad o angustia al hablar de dinero.

- ⚑ Aumento repentino de deudas o préstamos sin justificación clara.

Importante

Si se detectan indicios de fraude o manipulación económica, se debe actuar con rapidez, contactar con la entidad bancaria para bloquear movimientos, e incluso acudir a los servicios sociales o fuerzas de seguridad si se confirma una situación de abuso.

3

Confección de la lista de la compra

La elaboración adecuada de la **lista de la compra** es una herramienta fundamental en la gestión del hogar, especialmente cuando se atiende a una persona dependiente con necesidades nutricionales específicas. Lejos de ser una tarea mecánica, confeccionar una buena lista de la compra implica **organización, conocimiento dietético, planificación previa de menús y adaptación a las condiciones del usuario**. Una lista bien estructurada evita desperdicios y compras innecesarias y contribuye directamente al bienestar, salud y autonomía de la persona atendida.

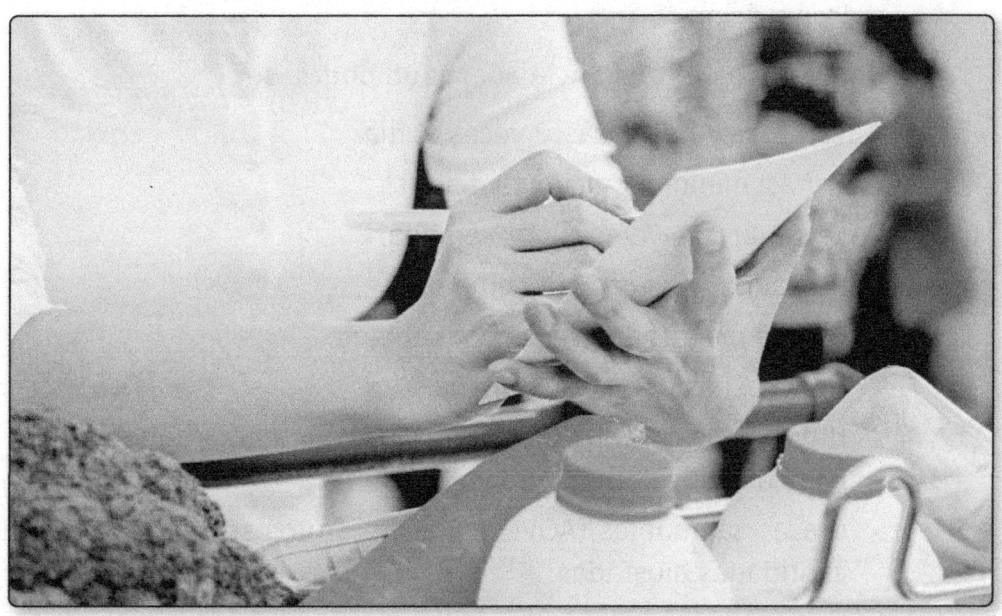

3.1 PLANIFICACIÓN DE MENÚS SEMANALES ADAPTADOS A LAS NECESIDADES DIETÉTICAS DEL USUARIO

La **planificación de menús semanales** es el punto de partida imprescindible para confeccionar una lista de la compra eficaz. A través de ella se define qué alimentos serán necesarios, en qué cantidad, y cómo se integrarán en una alimentación equilibrada y adecuada a la situación concreta de la persona dependiente.

La alimentación domiciliaria debe contemplar, además del equilibrio nutricional, factores como la **facilidad de preparación**, la **textura** de los alimentos, la **variedad**, y la **aceptación personal o cultural** del usuario.

Al diseñar un menú semanal, deben respetarse los principios fundamentales de una alimentación equilibrada:

- ▸ **Variedad de grupos alimentarios**: cereales, legumbres, verduras, frutas, carnes magras, pescados, huevos y lácteos.

- ▸ **Adaptación a la edad y estado de salud**: considerando limitaciones como disfagia, diabetes, hipertensión, estreñimiento, sobrepeso o desnutrición.

- ▸ **Un ejemplo de frecuencia adecuada podría ser**:

  - Verduras y hortalizas: 2 veces al día.

  - Frutas: mínimo 3 raciones diarias.

  - Legumbres: 4-7 veces por semana.

  - Pescado: 3-4 veces por semana.

  - Carnes magras: 2-3 veces por semana.

  - Huevos: hasta 3-4 por semana.

  - Hidratos de carbono (pan, arroz, pasta, patata): orientados al nivel de actividad del individuo.

  - Grasas saludables (AOVE, aguacate, frutos secos sin sal): en cantidades ajustadas.

Un ejemplo de un menú básico adaptado para cinco días podría ser el siguiente:

Día	Comida	Cena
Lunes	Lentejas estofadas + fruta	Ensalada + tortilla francesa + yogur
Martes	Arroz con pollo + manzana	Puré de verduras + pescado al horno
Miércoles	Guiso de patata y pescado con judías verdes + plátano	Sopa + pechuga a la plancha + fruta
Jueves	Garbanzos con verduras + naranja	Crema de calabaza + tortilla de verduras
Viernes	Merluza con arroz integral + pera	Ensalada + huevos cocidos + yogur

No obstante, existen numerosos aspectos a considerar según el perfil del usuario. La siguiente tabla muestra algunos de ellos con sus respectivas adaptaciones:

Condición del usuario	Adaptaciones en el menú
Diabetes	Evitar azúcares simples y controlar la ingesta de carbohidratos.
Hipertensión	Reducir la sal y alimentos procesados; potenciar hierbas y especias naturales.
Disfagia	Texturas suaves o trituradas, alimentos fáciles de tragar.
Estreñimiento	Aumentar fibra (frutas, legumbres, cereales integrales) y líquidos.
Anemia	Introducir alimentos ricos en hierro y vitamina C (legumbres, carnes rojas, cítricos).
Pérdida de apetito/ desnutrición	Platos atractivos, energéticos, con buena presentación y fraccionamiento de comidas.

Planificar el menú antes de hacer la compra tiene varias ventajas:

▼ **Evita desperdicio de alimentos**.

▼ **Reduce gastos innecesarios**, ajustando la compra a lo que realmente se necesita.

▼ **Facilita el seguimiento de una dieta terapéutica** (diabética, baja en sal, etc.).

▼ **Ahorrar tiempo** durante la semana al tener previsto qué cocinar.

▼ **Favorece una alimentación más saludable y organizada**.

3.2 FACTORES QUE DETERMINAN LA LISTA DE LA COMPRA (PREFERENCIAS DEL USUARIO, DIETA PRESCRITA, PRESUPUESTO DISPONIBLE)

La **lista de la compra** no debe elaborarse de manera improvisada ni únicamente en función de lo que falta en la despensa. En el contexto de la atención domiciliaria, donde existe una persona dependiente, la confección de la lista debe responder a criterios múltiples que combinan salud, economía, practicidad y bienestar emocional. A continuación, se analizan los principales **factores que determinan el contenido y la estructura de la lista de la compra**.

3.2.1 Preferencias del usuario

Respetar los **gustos personales, hábitos culturales y costumbres alimentarias** del usuario es esencial para fomentar una buena relación con la comida, prevenir el rechazo a determinados platos y mantener su autonomía y bienestar.

▼ **Ejemplo:** si a una persona mayor no le gustan los guisos, conviene buscar alternativas nutricionalmente similares que sí tolere (por ejemplo, cremas o sopas suaves).

- ▼ **Factor cultural:** algunos usuarios pueden tener restricciones por religión (ej. alimentación halal, kosher) o por tradición (ayunos, preferencias regionales).

- ▼ **Participación:** siempre que sea posible, se debe implicar al usuario en la planificación de menús y compras, adaptando lo necesario sin eliminar completamente sus preferencias.

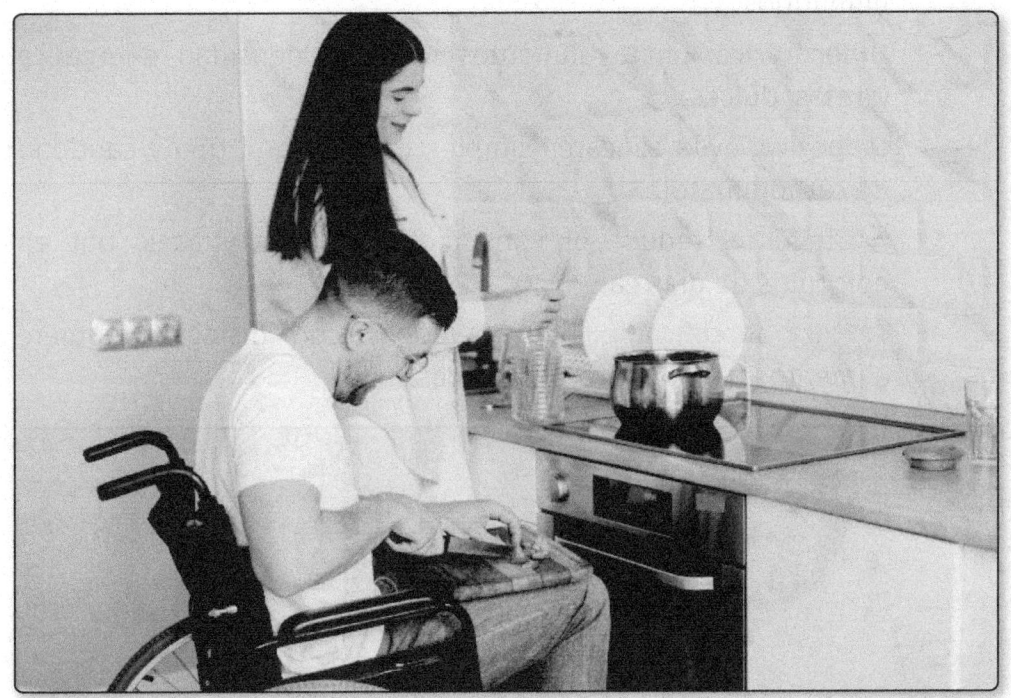

Recuerda

La alimentación no es solo nutrición; también es placer, rutina y vínculo emocional con la vida cotidiana.

3.2.2 Dieta prescrita o recomendaciones médicas

Muchos usuarios dependientes deben seguir dietas específicas según su estado de salud. Estas recomendaciones influyen directamente en los productos que se incluyen o excluyen de la lista.

Algunos ejemplos de dietas frecuentes son:

- **Hiposódica**: restringe la sal, evitando productos procesados y embutidos.

- **Hipocalórica**: limita alimentos con alta densidad energética (grasas, dulces).

- **Diabética**: evita azúcares simples y controla el tipo y cantidad de carbohidratos.

- **Astringente**: reduce el consumo de fibra y grasas, útil en episodios de diarrea.

- **Textura modificada**: para personas con disfagia, requiere alimentos triturables o específicos.

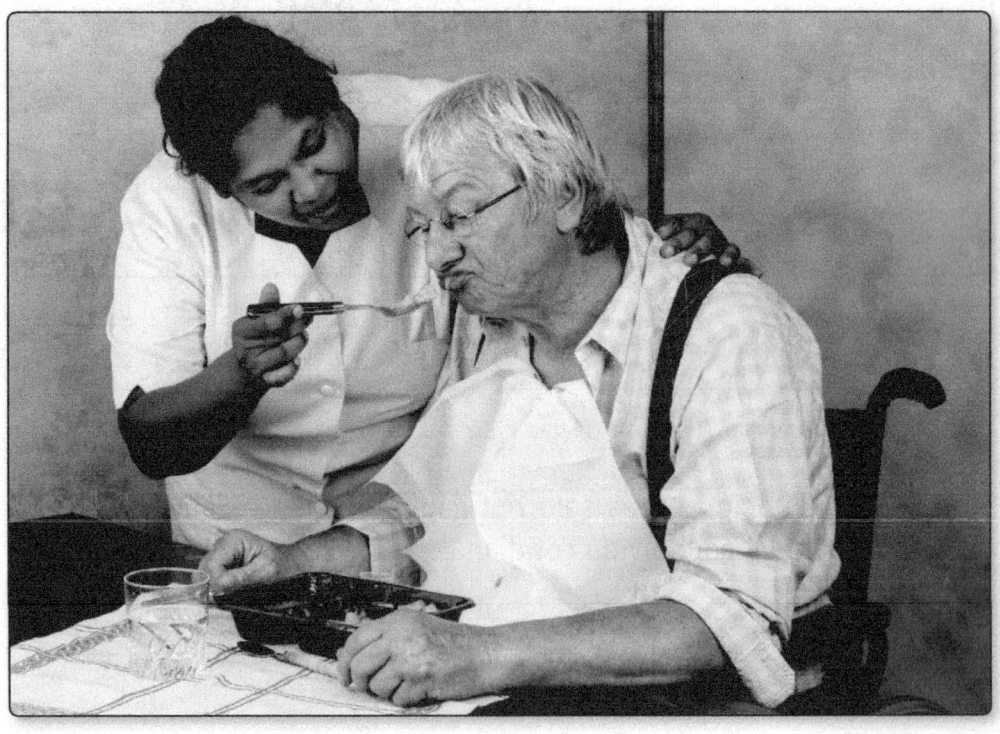

3.2.3 Presupuesto económico disponible

El **presupuesto del hogar** condiciona qué productos pueden adquirirse, en qué cantidad y con qué frecuencia. La lista de la compra debe ajustarse siempre a los recursos disponibles sin comprometer la calidad nutricional de la alimentación.

Algunas estrategias de ahorro son:

- ► Priorizar alimentos de temporada.
- ► Elegir productos a granel o en formatos familiares.
- ► Sustituir productos caros por equivalentes nutricionales más económicos (por ejemplo, sardinas en conserva en vez de pescado fresco).
- ► Aprovechar ofertas reales sin caer en compras innecesarias.

Ejemplo

Si el presupuesto es limitado, conviene priorizar alimentos básicos como legumbres, arroz, huevos, frutas locales y verduras frescas frente a preparados elaborados o productos de marca.

3.3 CORRESPONDENCIA DE LA LISTA DE LA COMPRA CON EL PRESUPUESTO FAMILIAR ESTABLECIDO

Para que la compra semanal o mensual sea sostenible, debe existir una **coherencia realista entre la lista de productos a adquirir y los recursos económicos disponibles**. Esta correspondencia garantiza que las necesidades alimentarias estén cubiertas sin que se desestabilice la economía del hogar.

¿Cómo ajustar la lista de la compra al presupuesto?

1. **Definir el presupuesto mensual disponible para alimentación:**

   Este cálculo debe realizarse tras deducir los gastos fijos del hogar. Por ejemplo:

   - Ingresos mensuales: 1.400 €
   - Gastos fijos (vivienda, suministros, medicación): 950 €
   - **Presupuesto para alimentación e higiene:** 450 €

2. **Calcular un presupuesto semanal de compra:**

   Dividir el presupuesto mensual según el número de semanas ayuda a controlar mejor el gasto.

   Ejemplo: 450 € ÷ 4 semanas = **112,50 € semanales.**

3. **Organizar la lista por categorías y precio estimado:**

   Esto permite visualizar el impacto económico de cada grupo de alimentos.

Categoría	Producto	Precio estimado
Verduras y frutas	Brócoli, zanahoria, manzanas, plátanos	25 €
Proteínas animales	Huevos, pollo, pescado blanco (congelado)	30 €
Proteínas vegetales	Lentejas, garbanzos, tofu	10 €
Lácteos	Yogur natural, leche	12 €
Hidratos de carbono	Arroz integral, pan, pasta	10 €
Otros básicos	Aceite de oliva, sal sin sodio, infusiones	15 €
Total estimado		**102 €**

4. **Priorizar según necesidades y reajustar si es necesario:**

Si el total estimado supera el presupuesto disponible, se puede:

- Reducir la cantidad o frecuencia de compra de productos no esenciales.

- Sustituir alimentos más caros por alternativas más asequibles.

- Posponer compras no urgentes (ej. repostería, bebidas, snacks).

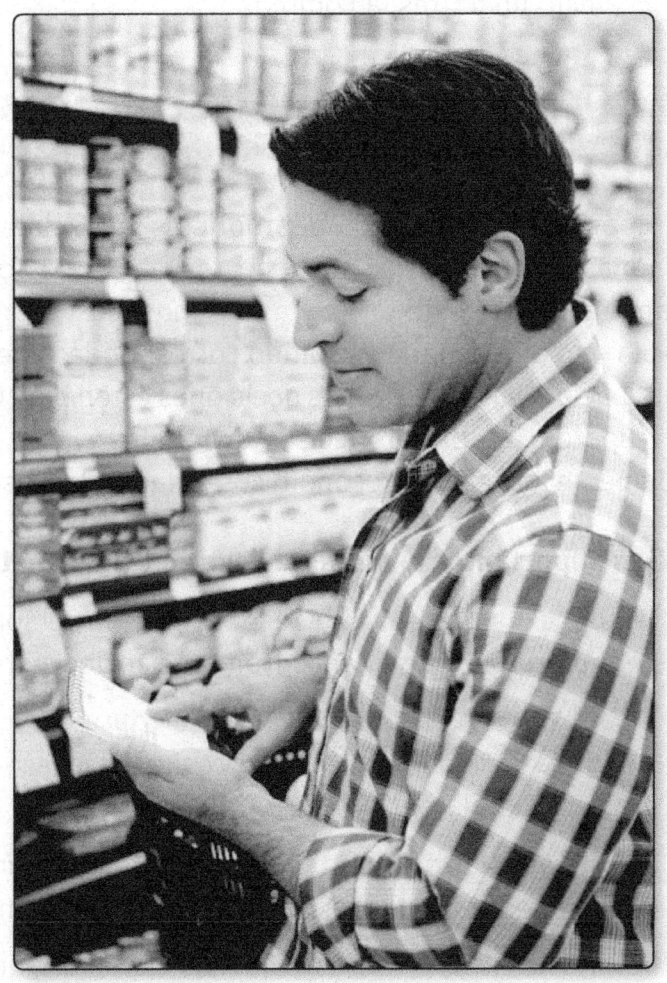

Algunas herramientas recomendadas para facilitar la correspondencia lista-presupuesto son las siguientes:

- **Apps de gestión de compras**: permiten controlar el gasto en tiempo real (ej. Listonic, Bring!, Out of Milk).

- **Plantillas semanales en papel o Excel** con espacio para:
  - Productos por categoría.
  - Cantidad estimada.
  - Precio orientativo.
  - Precio final (tras la compra).

3.4 CONSULTA Y CONSENSO CON EL USUARIO Y LA FAMILIA SOBRE LAS NECESIDADES DE COMPRA

La compra de alimentos y productos esenciales en un hogar con personas dependientes no debe realizarse de forma unilateral. Es fundamental que exista **un proceso de consulta y consenso** entre el cuidador, la persona usuaria y, cuando corresponda, su entorno familiar. Esta coordinación garantiza que las decisiones estén bien fundamentadas, que se respeten las preferencias individuales y que se aprovechen adecuadamente los recursos económicos y materiales disponibles.

¿Por qué es importante consultar al usuario y a la familia?

- **Favorece la autonomía y el respeto** hacia la persona dependiente, permitiéndole participar activamente en decisiones relacionadas con su alimentación y cuidados.

- **Mejora la satisfacción personal** y evita el rechazo a determinados productos o platos.

- **Facilita la colaboración familiar**, evitando duplicidades, olvidos o tensiones sobre las responsabilidades de compra.

- **Permite identificar necesidades no cubiertas**, que el cuidador o el entorno pueden pasar por alto si no hay comunicación directa.

Algunas estrategias para una consulta efectiva pueden ser:

▼ **Diálogo informal estructurado**: establecer una conversación previa a la planificación del menú o la salida de compras, preguntando por preferencias, intolerancias, productos deseados o necesidades puntuales.

Ejemplo

Ejemplo de preguntas útiles:

"¿Qué te gustaría comer esta semana?",

"¿Notas que falta algo en la despensa?",

"¿Te apetece alguna fruta o plato especial?"

▼ **Utilizar plantillas de revisión**: hojas o listas visuales con los productos más habituales, donde el usuario pueda marcar o tachar según su necesidad o preferencia.

▼ **Involucrar a la familia en la priorización de compras**: si los recursos son limitados, es importante discutir conjuntamente qué se considera prioritario (alimentación, higiene, productos terapéuticos) y qué puede esperar.

▼ **Consultar el calendario médico o terapéutico**: si hay visitas, tratamientos o viajes programados, se debe adaptar la lista a esas circunstancias (por ejemplo, incluir comida transportable o productos más fáciles de preparar).

Algunos casos especiales son:

▶ En usuarios con **discapacidad cognitiva**, es recomendable usar **soportes visuales** (fotografías, pictogramas) o realizar la consulta de forma adaptada, con preguntas cerradas o con ayuda de familiares mediadores.

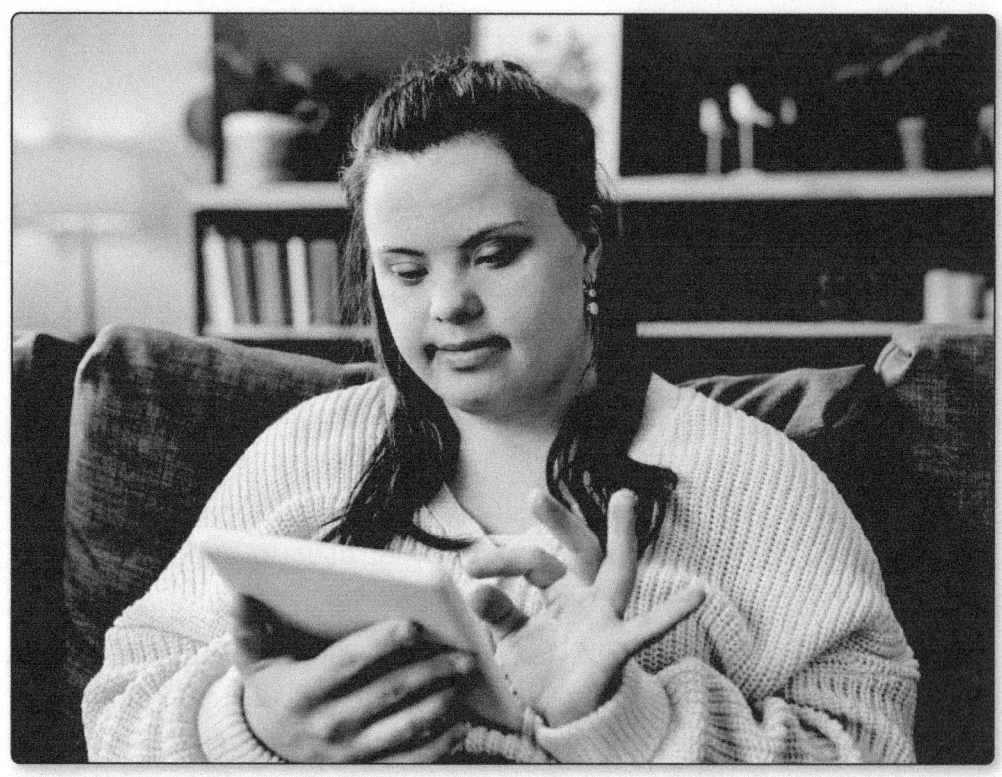

▶ En contextos familiares con **responsabilidades compartidas**, es útil establecer **un turno rotativo de consulta y revisión** de la lista, integrando sugerencias de cada miembro.

Una **lista de la compra consensuada** mejora la calidad de vida de la persona dependiente y también **refuerza los vínculos familiares y el sentimiento de control personal**, aspectos clave en el ámbito sociosanitario y emocional.

3.5 ELABORACIÓN EFICAZ DE LA LISTA: CLASIFICACIÓN DE ALIMENTOS POR CATEGORÍAS, CANTIDADES Y PRIORIDADES

La forma en que se redacta la lista de la compra puede marcar una gran diferencia en la organización, la rapidez y la eficiencia del proceso de compra. Una **lista eficaz** no solo debe contener los productos necesarios, sino que debe estar **estructurada, cuantificada y ordenada por prioridad**.

Organizar la lista por **categorías alimentarias** permite:

◤ Evitar olvidos o repeticiones.

◤ Facilitar la compra en tienda (agrupando productos del mismo pasillo o sección).

◤ Ver de un vistazo qué grupos nutricionales predominan o faltan.

Los ejemplos de categorías habituales son:

Categoría	Ejemplos de productos
Verduras y hortalizas	Espinacas, zanahorias, calabacines, pimientos.
Frutas	Plátanos, manzanas, naranjas, peras.
Lácteos	Leche semidesnatada, yogures naturales, queso bajo en sal.
Proteínas animales	Huevos, pollo, pescado blanco.
Legumbres y cereales	Lentejas, arroz integral, pasta, pan.
Grasas saludables	Aceite de oliva virgen extra, aguacate.
Productos de higiene	Gel, papel higiénico, compresas, pañales.
Limpieza del hogar	Lavavajillas, detergente, estropajos.

Es clave establecer **cantidades aproximadas** para evitar desperdicios o quedarse corto:

 ⬆ Preferir medidas estándar: litros, unidades, kilos.

 ⬆ Calcular en función del número de personas y las raciones semanales.

 ⬆ Tener en cuenta si se congela o conserva para más de una semana.

En caso de presupuesto ajustado, conviene marcar en la lista qué productos son:

 ⬆ **Imprescindibles**: aquellos vinculados directamente con la dieta y cuidados del usuario (ej. pañales, verduras frescas, medicación).

 ⬆ **Importantes pero aplazables**: se pueden adquirir en menor cantidad o en otra semana (ej. galletas, conservas).

 ⬆ **Complementarios o prescindibles**: extras que solo se adquieren si hay margen (ej. dulces, bebidas especiales).

4

Compra y conservación de productos de uso común en el domicilio

La compra y conservación de productos en el hogar, especialmente en domicilios donde reside una persona dependiente, requiere **organización, previsión y criterios de calidad e higiene**. No solo se trata de adquirir lo necesario, sino de saber **dónde comprar, cómo seleccionar los productos más adecuados** y **conservarlos correctamente** para garantizar su durabilidad y seguridad.

4.1 TIPOS DE ESTABLECIMIENTOS DE COMPRA: MERCADOS LOCALES, SUPERMERCADOS, TIENDAS ESPECIALIZADAS

Seleccionar el lugar de compra más adecuado es una decisión que puede influir significativamente en el **gasto mensual, la calidad de los productos adquiridos y la eficiencia del proceso de abastecimiento**. Cada tipo de establecimiento presenta características diferentes que deben ser consideradas en función de lo que se necesita, del presupuesto disponible y de las condiciones del usuario.

A continuación, se describen los principales tipos de comercios disponibles:

4.1.1 Supermercados

Son establecimientos de gran tamaño que ofrecen una amplia gama de productos de alimentación, limpieza, higiene y otros bienes de consumo.

Sus ventajas son:

- Gran variedad de productos en un solo lugar.
- Posibilidad de comparar precios fácilmente.
- Disponibilidad de marcas blancas, más económicas.
- Ofertas y promociones frecuentes.
- Horarios amplios y acceso a servicio online o a domicilio.

Por su parte, como inconvenientes, destacan:

- Productos menos frescos que en mercados locales (en carnes, frutas o verduras).
- Puede fomentar la compra impulsiva.
- Mayor tiempo de recorrido dentro del establecimiento.

Es un establecimiento recomendado para compras mensuales grandes, productos no perecederos, productos de limpieza y de higiene personal.

4.1.2 Mercados municipales o locales

Establecimientos tradicionales con puestos especializados (carnicería, pescadería, frutería) atendidos por profesionales.

Las ventajas son:

- Alimentos más frescos y de temporada.
- Atención personalizada y posibilidad de pedir cantidades ajustadas.

▼ Productos locales, muchas veces de mejor calidad nutricional.

▼ Mayor apoyo al comercio de proximidad.

Los inconvenientes son:

▼ Menor variedad de productos no alimentarios.

▼ Horarios más limitados.

▼ Precio generalmente algo superior.

Son establecimientos recomendados para compras semanales de productos frescos (verduras, frutas, carnes, pescados), cuando se prioriza calidad y cercanía.

4.1.3 Tiendas especializadas

Establecimientos que venden productos de una categoría concreta: panaderías, charcuterías, herbolarios, tiendas ecológicas, farmacias, etc.

Como ventajas, ofrecen:

▼ Productos específicos y de alta calidad.

▼ Atención más técnica (ej. herbolarios o dietéticas).

▼ Ideal para productos adaptados a dietas especiales (sin gluten, sin sal, ecológicos...).

En cambio, tienen inconvenientes:

▼ Precio más elevado.

▼ Oferta más limitada.

▼ Necesidad de desplazarse a varios sitios si se quiere comprar diferentes categorías.

En este caso, son recomendados para acceder a productos dietéticos específicos, alimentos ecológicos, productos sin alérgenos o con prescripción médica (p. ej. espesantes para disfagia).

4.1.4 Compra online

Cada vez más utilizada, especialmente en hogares donde existen dificultades de movilidad.

Como ventajas, permite:

⚑ Comodidad (compra desde casa).

⚑ Posibilidad de comparar precios y marcas fácilmente.

⚑ Entrega a domicilio.

⚑ Útil para personas con problemas de desplazamiento.

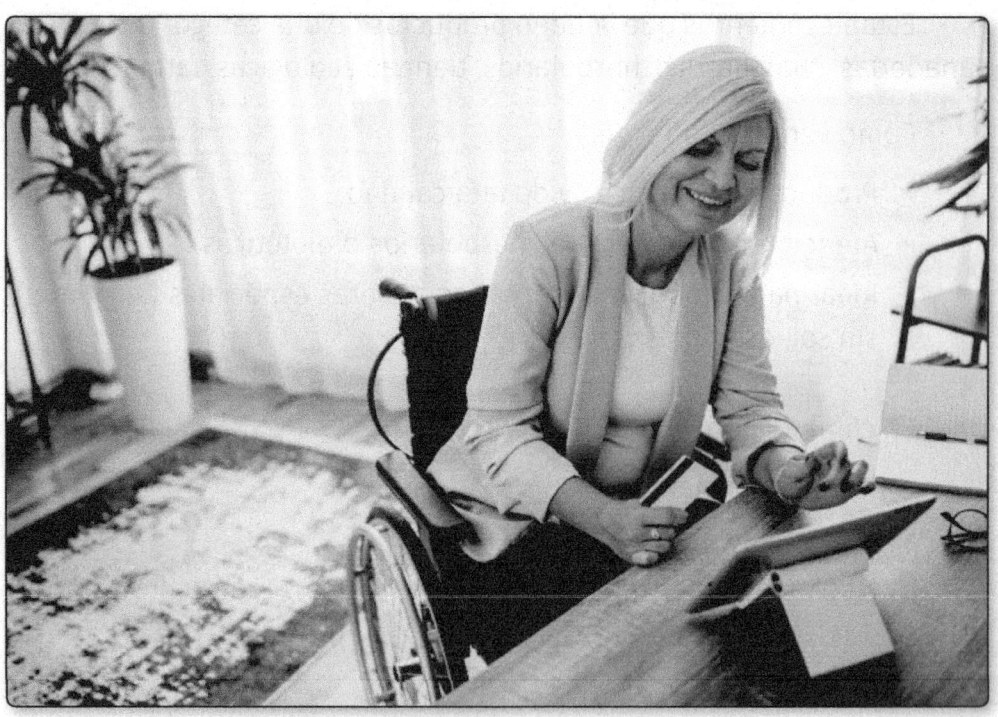

La compra online tiene algunos inconvenientes:

▼ Riesgo de productos sustitutivos si no hay stock.

▼ Imposibilidad de comprobar el estado visual del producto.

▼ Posibles gastos de envío o pedidos mínimos.

Por último, se recomienda para productos no perecederos, limpieza, higiene, y reposición periódica de productos habituales.

Tipo de establecimiento	Ventajas principales	Limitaciones	Productos recomendados
Supermercado	Variedad, ofertas, horario amplio	Menor frescura en frescos	Compra mensual, productos básicos y no perecederos
Mercado local	Frescura, trato directo, productos de temporada	Horarios reducidos, precio ligeramente superior	Frutas, verduras, carne, pescado
Tienda especializada	Calidad específica, asesoramiento personal	Precio más elevado, poca variedad general	Dietas especiales, productos ecológicos
Compra online	Comodidad, entrega a domicilio, ahorro de tiempo	No se ve el producto, entrega diferida	Higiene, limpieza, productos habituales repetitivos

En conclusión, algunas recomendaciones para elegir el lugar de compra son:

▼ Combinar distintos tipos de comercio según el producto: mercado para frescos, supermercado para productos de limpieza, tienda dietética para alimentación específica.

▼ Valorar la cercanía y accesibilidad del establecimiento para el usuario.

▸ Tener en cuenta la capacidad de conservación en el domicilio antes de comprar grandes cantidades.

▸ Aprovechar el servicio de entrega a domicilio si existen dificultades de desplazamiento.

4.2 PREPARACIÓN DE LA COMPRA: REVISIÓN DE DESPENSA Y ELABORACIÓN DE UN PLAN DE ADQUISICIÓN DE PRODUCTOS

La **preparación previa a la compra** es una fase imprescindible para garantizar que la adquisición de productos sea eficiente, ajustada a las necesidades reales del hogar y alineada con el presupuesto disponible. Antes de salir a comprar o realizar un pedido telefónico o digital, es fundamental **revisar el estado de la despensa, frigorífico y otros espacios de almacenamiento**, y elaborar un **plan de adquisición** que evite duplicidades, desperdicio de alimentos y compras innecesarias.

Los pasos para una revisión eficaz del inventario doméstico son:

1. **Revisión visual y manual del contenido de la despensa:**

   - Verificar si hay productos caducados o en mal estado.
   - Identificar los alimentos que están en cantidad suficiente.
   - Anotar lo que falta o lo que está por agotarse.

2. **Revisión del frigorífico y congelador:**

   - Comprobar fechas de caducidad.
   - Detectar alimentos que deben consumirse pronto.
   - Clasificar productos en función de su conservación (frescos, semielaborados, congelados).

3. **Anotar productos básicos consumidos regularmente:**

   - Lácteos, pan, aceite, arroz, pasta, legumbres, frutas, verduras, artículos de higiene, etc.

4.3 TRANSPORTE Y RECEPCIÓN DE LA COMPRA: ORGANIZACIÓN, ALMACENAMIENTO INICIAL Y MANEJO SEGURO DE CARGAS

Una vez realizada la compra, su **transporte, recepción y almacenamiento inicial** son pasos clave para garantizar la **seguridad alimentaria, evitar deterioros y preservar la calidad** de los productos. En domicilios con personas dependientes, además, es necesario tener en cuenta aspectos de ergonomía, accesibilidad y seguridad para prevenir riesgos durante el manejo de cargas.

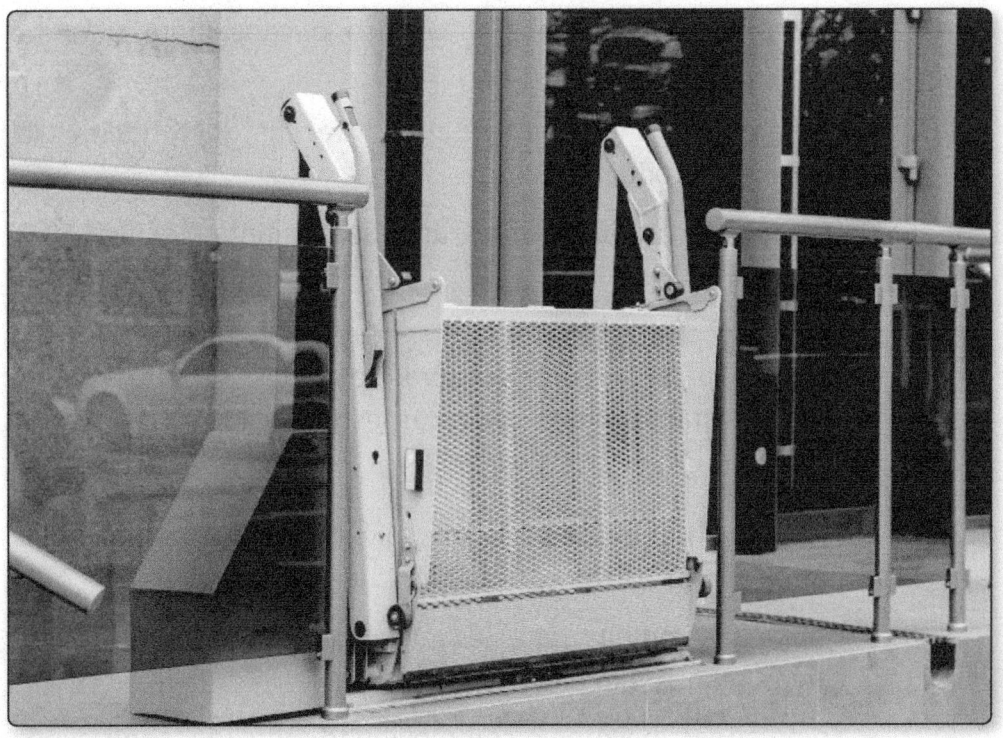

1. Transporte y organización previa:

- Utilizar **bolsas reutilizables resistentes** o carros de compra con ruedas si se realiza transporte a pie.

- Separar productos según categoría:
  - Alimentos perecederos.
  - Productos de limpieza (nunca mezclarlos con alimentos).
  - Alimentos no perecederos.
  - Productos frágiles o con riesgo de derrame.
- En caso de compra en vehículo: colocar primero los productos más delicados para evitar aplastamiento.

2. **Recepción y almacenamiento inicial:**

- **Prioridad a productos refrigerados y congelados**: deben colocarse primero en el frigorífico o congelador para no romper la cadena de frío.
- Comprobar **estado del embalaje y fechas de caducidad** al recibir los productos.
- Colocar los productos más antiguos delante (técnica FIFO: *First In, First Out*).
- Clasificar alimentos en **zonas específicas** del frigorífico (cajones para frutas y verduras, estantes superiores para lácteos, estante inferior para carnes y pescados).

3. **Manejo seguro de cargas:**

- Evitar levantar pesos excesivos. Dividir las compras en varias bolsas o usar carros con ruedas.
- Doblar las rodillas para levantar bolsas del suelo y evitar cargar peso con la espalda encorvada.
- En personas mayores o con movilidad reducida: pedir ayuda o utilizar servicios de entrega a domicilio.

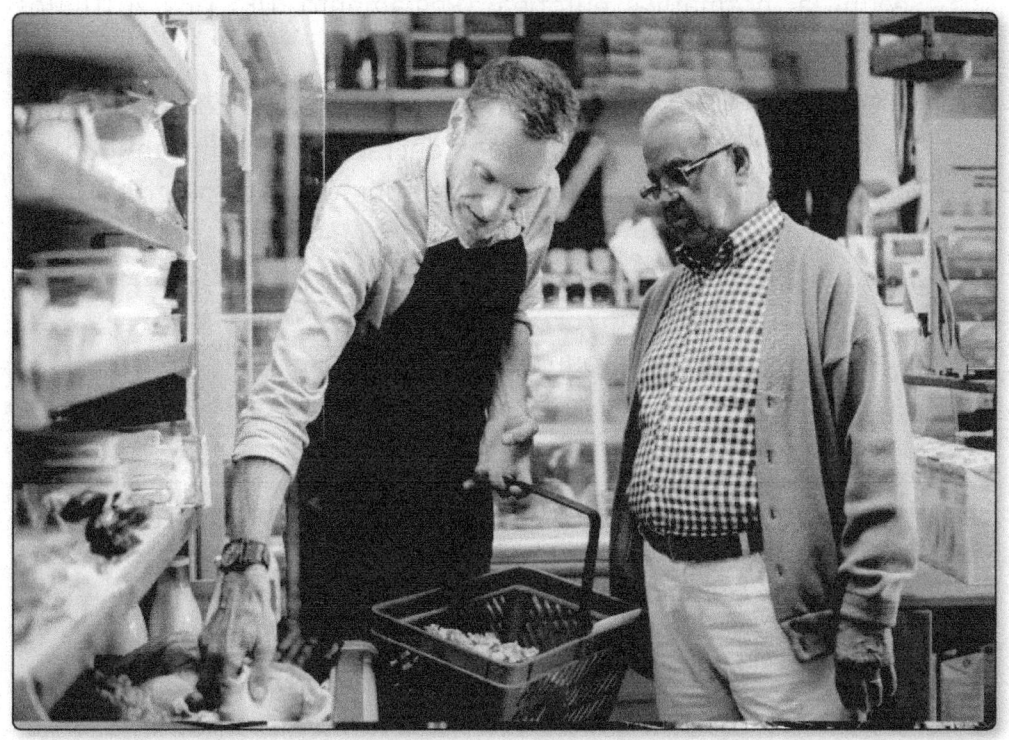

4.4 LECTURA Y COMPRENSIÓN DEL ETIQUETADO DE PRODUCTOS ALIMENTICIOS (FECHAS DE CADUCIDAD/CONSUMO PREFERENTE, INGREDIENTES, ALÉRGENOS)

La **lectura del etiquetado alimentario** es esencial para garantizar que los productos adquiridos sean seguros, adecuados a la dieta del usuario y se consuman dentro del plazo recomendado. Una correcta interpretación del etiquetado ayuda a prevenir riesgos sanitarios, alérgenos ocultos y errores de consumo.

Según la normativa europea (Reglamento UE 1169/2011), los alimentos envasados deben incluir:

1. **Nombre del producto.**
2. **Lista de ingredientes** (en orden decreciente según cantidad).
3. **Alérgenos destacados** (en negrita, subrayados o color diferente).
4. **Fecha de caducidad** o **fecha de consumo preferente.**
5. **Condiciones de conservación.**
6. **Información nutricional** (valores por 100 g/ml).
7. **País de origen** (en productos frescos).
8. **Cantidad neta.**
9. **Nombre y dirección del fabricante.**

Tipo de fecha	Significado
Fecha de caducidad	*"Consumir antes de..."* — el alimento **no debe consumirse después de esa fecha,** ya que puede suponer un riesgo para la salud. Aplicable a productos muy perecederos (lácteos frescos, carnes, pescados...).
Fecha de consumo preferente	*"Consumir preferentemente antes de..."* — el producto puede consumirse pasada esa fecha, pero puede haber pérdida de sabor, textura o calidad. Aplicable a productos secos, enlatados, cereales, etc.

Los alérgenos deben aparecer **destacados** en la lista de ingredientes. Los más comunes (14 según normativa) incluyen:

- Gluten.
- Leche.
- Huevo.
- Soja.
- Frutos secos.
- Pescado.
- Marisco.
- Mostaza.
- Sésamo.
- Apio.

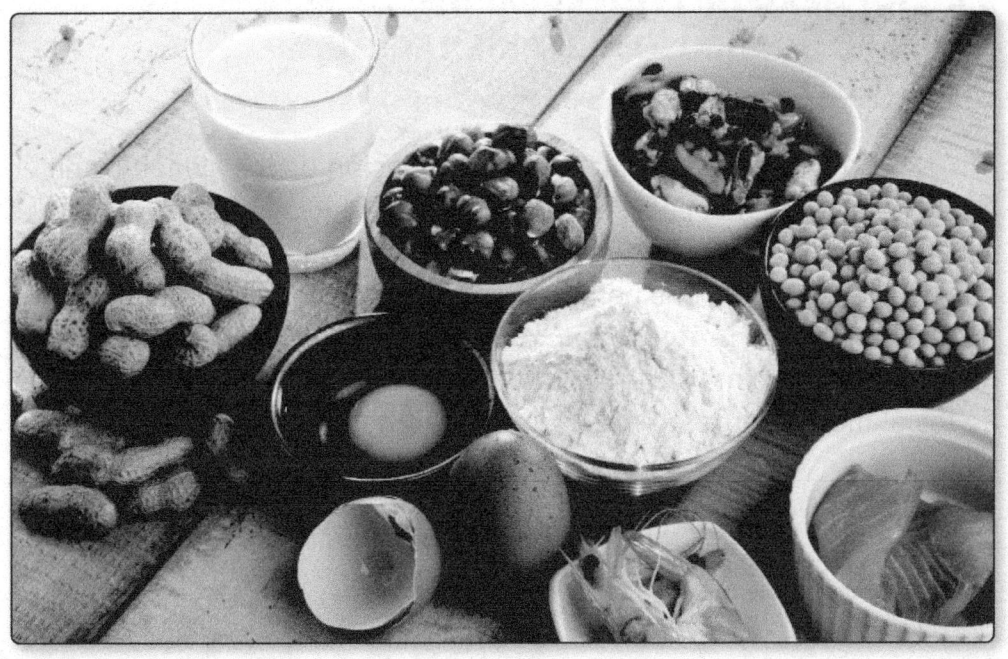

Ejemplo

Ingredientes: harina de trigo, azúcar, aceite de palma, leche en polvo, **huevo**, aroma, **soja.**

En personas con intolerancias o alergias alimentarias, esta información es crucial para evitar reacciones adversas.

Con respecto a las condiciones de conservación, algunos mensajes pueden ser:

- ▼ *"Conservar en frío entre 0 ºC y 4 ºC"*: requiere frigorífico.

- ▼ *"Una vez abierto, consumir en 3 días"*: hay que anotar la fecha de apertura.

- ▼ *"Conservar en lugar fresco y seco"*: almacenar en despensa alejada de fuentes de calor y humedad.

4.5 SISTEMAS DE CONSERVACIÓN DE ALIMENTOS EN EL DOMICILIO: REFRIGERACIÓN, CONGELACIÓN Y DESPENSA

El correcto almacenamiento y conservación de los alimentos en el hogar es fundamental para **garantizar la seguridad alimentaria**, **evitar el deterioro** de los productos y **prevenir intoxicaciones**, especialmente en hogares donde reside una persona dependiente. Utilizar adecuadamente los sistemas de **refrigeración**, **congelación** y **almacenamiento en despensa** permite mantener las propiedades nutritivas y organolépticas de los alimentos durante más tiempo, evitando también el desperdicio alimentario.

4.5.1 Refrigeración

La **refrigeración** se realiza en la parte baja del frigorífico, generalmente entre **0 ºC y 4 ºC**, y permite conservar alimentos frescos durante pocos días.

Algunos productos que deben conservarse en refrigeración son:

- Lácteos (leche, yogures, quesos frescos).
- Carnes y pescados frescos.
- Embutidos abiertos.
- Frutas y verduras de hoja.
- Platos cocinados.
- Salsas, caldos y sopas una vez abiertos o preparados.
- Huevos (en ambiente estable).

Varios consejos de conservación a considerar son:

- Mantener los alimentos cubiertos o en recipientes cerrados.
- No sobrecargar el frigorífico para permitir la circulación del aire frío.

▸ No introducir alimentos calientes (dejar enfriar primero).

▸ Colocar los alimentos más antiguos delante (sistema FIFO).

▸ Revisar regularmente las fechas de caducidad y el estado de los productos.

A continuación, se describe cómo es la distribución recomendada dentro del frigorífico:

Zona del frigorífico	Productos recomendados.
Estante superior	Lácteos, alimentos ya cocinados.
Estante central	Carnes y pescados crudos (en recipientes cerrados).
Cajones inferiores	Frutas y verduras.
Puerta	Bebidas, huevos, salsas abiertas.

4.5.2 Congelación

La **congelación** permite conservar los alimentos durante semanas o meses a temperaturas inferiores a **-18 ºC**. Es especialmente útil para:

▸ Alimentos perecederos que no se consumirán en los próximos días.

▸ Raciones cocinadas para guardar.

▸ Aprovechamiento de excedentes.

Los productos aptos para congelar son:

▸ Carnes, pescados, mariscos.

▸ Verduras blanqueadas previamente (judías, espinacas, brócoli).

▸ Platos caseros (purés, guisos, sopas).

▸ Pan (cortado en rebanadas).

▸ Fruta para batidos o compotas.

Con respecto a los consejos de congelación, destacan:

▸ Etiquetar cada producto con la **fecha de congelación**.

▸ Utilizar envases herméticos o bolsas de congelación con cierre.

▸ No recongelar un producto que ya ha sido descongelado (a menos que se haya cocinado).

▸ Dividir en porciones para descongelar solo lo necesario.

4.5.3 Almacenamiento en despensa

La despensa es el espacio destinado a conservar **alimentos no perecederos** a temperatura ambiente, siempre que sea un lugar **fresco, seco, ventilado y alejado de la luz directa**.

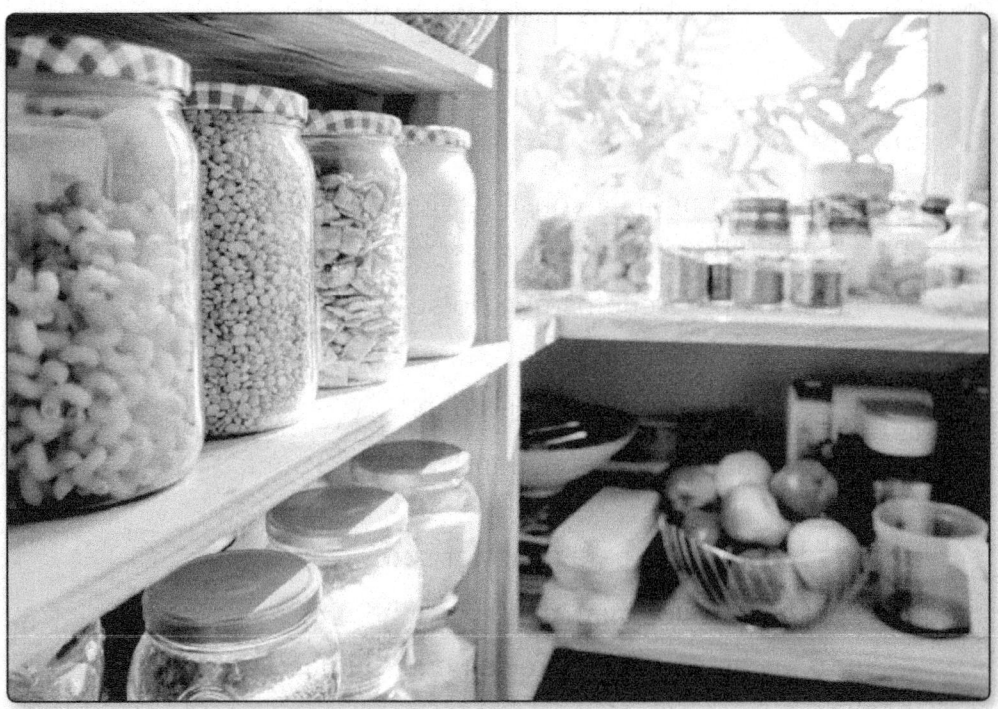

Por su parte, los alimentos aptos para despensa son:

- Conservas y botes cerrados.
- Legumbres secas, arroz, pasta, cereales.
- Harinas, azúcar, sal, pan tostado.
- Aceites, vinagre, condimentos.
- Productos de repostería envasados.
- Pan de molde cerrado.

Algunas buenas prácticas son:

- No colocar alimentos directamente en el suelo.
- Utilizar baldas metálicas o de plástico que faciliten la limpieza.
- Clasificar por tipo y fecha de caducidad.
- Separar productos de limpieza y alimentos.
- Comprobar regularmente el estado de los envases (latas abombadas, bolsas abiertas).

4.6 TÉCNICAS DE PROCESADO PREVIO PARA LA CONSERVACIÓN (RACIONADO EN PORCIONES, ENVASADO, CONGELADO RÁPIDO)

Para optimizar el almacenamiento y facilitar el consumo organizado, es recomendable aplicar técnicas de **procesado previo** tras la compra o la preparación de alimentos. Estas técnicas permiten **ahorrar tiempo**, **reducir desperdicios** y **adaptar las raciones** a las necesidades concretas de la persona dependiente.

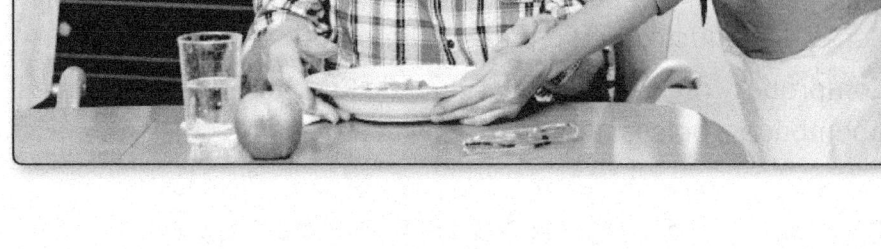

4.6.1 Racionado en porciones

Dividir los alimentos en **porciones individuales o familiares** según el número de personas y la capacidad de consumo real evita descongelar o desperdiciar más alimento del necesario.

Algunas aplicaciones prácticas son:

- Cortar carne en piezas y envolver por unidades de uso.
- Dividir un guiso en 3–4 raciones y congelar por separado.
- Separar la fruta troceada para batidos o compotas.

El racionado en porciones permite descongelar solo la cantidad necesaria, facilitando la organización diaria.

4.6.2 Envasado adecuado

Utilizar recipientes o envoltorios adecuados es clave para evitar **contaminaciones cruzadas, pérdidas de humedad** o **malos olores** en el frigorífico o congelador.

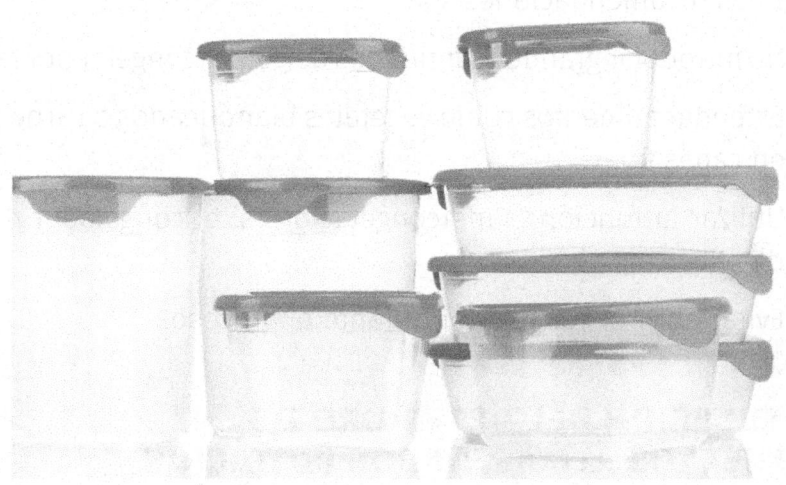

Algunas opciones de envasado recomendadas son:

- Tuppers de cristal o plástico aptos para congelación.
- Bolsas de cierre hermético (tipo zip).
- Film transparente para envolver alimentos sólidos.
- Papel aluminio para carnes o pescados congelados (en combinación con bolsas).

Es útil seguir los siguientes consejos:

- Eliminar el aire de los envases antes de cerrarlos.
- No llenar los recipientes hasta el borde si se van a congelar líquidos (el agua expande al congelarse).
- Rotular siempre con contenido y fecha.

4.6.3 Congelado rápido

El **congelado rápido** o "ultracongelación casera" busca reducir al mínimo el tiempo entre la introducción del alimento en el congelador y el momento en que alcanza -18 °C, para evitar la formación de cristales grandes de hielo que afectan la textura.

Algunas recomendaciones son:

▸ No introducir grandes cantidades de golpe (congelar por tandas).

▸ Extender alimentos como vegetales blanqueados o carne picada en capas finas.

▸ Utilizar la función "supercongelación" si el congelador dispone de ella.

▸ Evitar abrir el congelador durante el proceso.

4.7 PREVENCIÓN DEL DETERIORO DE ALIMENTOS ALMACENADOS (ROTACIÓN DE PRODUCTOS, CONTROL DE FECHAS Y CONDICIONES DE ALMACENAMIENTO)

El **deterioro de los alimentos almacenados** puede tener consecuencias importantes tanto económicas como sanitarias. Para prevenirlo, es esencial aplicar una serie de medidas de control que aseguren la **frescura, salubridad y aprovechamiento de los productos**, especialmente en hogares donde conviven personas con necesidades nutricionales específicas o con mayor vulnerabilidad ante infecciones alimentarias.

4.7.1 Rotación de productos: sistema FIFO

El método **FIFO (First In, First Out)** consiste en consumir primero los alimentos que se almacenaron antes, asegurando así que ningún producto caduque o pierda calidad sin haber sido utilizado.

¿Cómo aplicarlo?

- ▸ Colocar los productos más antiguos en las zonas más accesibles del frigorífico o la despensa.

- ▸ Anotar la **fecha de entrada o congelación** en cada envase.

- ▸ Etiquetar alimentos cocinados y sobrantes con el día de preparación.

- ▸ Al reponer productos nuevos, mover los anteriores hacia adelante.

Ejemplo

Si se compra un paquete nuevo de arroz, se coloca detrás del que ya estaba abierto o sin usar.

4.7.2 Control de fechas de caducidad y consumo preferente

Llevar un control de las **fechas de los productos envasados** es imprescindible para evitar su consumo tras la fecha límite, lo que podría suponer un riesgo para la salud.

Algunos consejos prácticos son:

- ▸ Hacer una revisión semanal de frigorífico y despensa.

- ▸ Diferenciar claramente entre:

  - • **Fecha de caducidad**: *"Consumir antes de..."* → no debe consumirse después.

- **Fecha de consumo preferente**: *"Consumir preferentemente antes de..."* → puede consumirse después si conserva buen aspecto, olor y sabor.

▸ No conservar envases abiertos más tiempo del indicado, aunque no haya caducado.

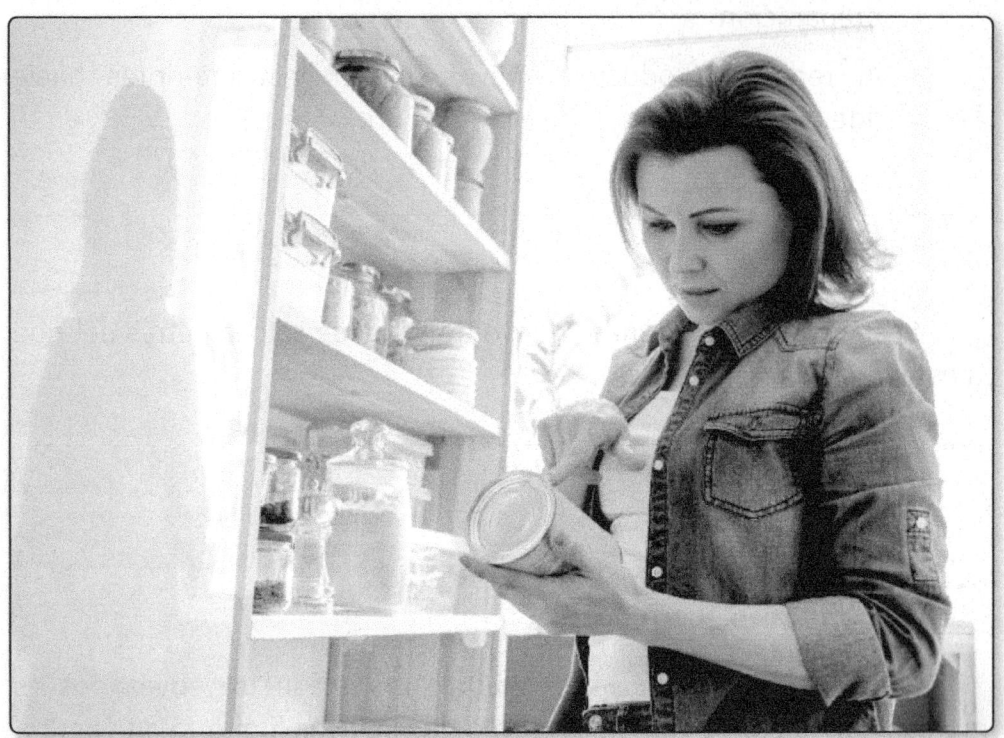

4.7.3 Control de condiciones de almacenamiento

Cada tipo de alimento requiere unas condiciones específicas de **temperatura, humedad y ventilación** para conservarse adecuadamente.

Algunos puntos clave son los siguientes:

Condición	Recomendación
Temperatura del frigorífico	Entre 0 ºC y 4 ºC.
Temperatura del congelador	Menor de -18 ºC.
Lugar para despensa	Seco, ventilado, sin humedad ni luz directa.
Productos abiertos	Guardar siempre en envases cerrados y etiquetados.
Congelación	No recongelar productos ya descongelados sin haberlos cocinado previamente.

Es preferible comprar en cantidades moderadas y reponer de forma periódica que almacenar grandes volúmenes con riesgo de caducidad.

4.8 CONSERVACIÓN E HIGIENE DE LOS UTENSILIOS Y RECIPIENTES DE COCINA (ENVASES, TÁPERES, FILM TRANSPARENTE, ETC.)

La **higiene de los recipientes y utensilios** de almacenamiento es un aspecto esencial para mantener la seguridad alimentaria en el hogar. Los envases reutilizables como **táperes, tarros o botellas**, así como los materiales de uso puntual (film, papel aluminio, bolsas herméticas), deben emplearse correctamente y conservarse en condiciones higiénicas para evitar la proliferación de bacterias o la contaminación cruzada.

1. **Limpieza y desinfección de recipientes reutilizables:**

   - **Lavar inmediatamente después de cada uso** con agua caliente y detergente.

   - **Secar completamente** antes de almacenar (la humedad favorece la proliferación bacteriana).

   - **Revisar el estado del recipiente**: si presenta grietas, manchas o malos olores persistentes, debe desecharse.

- Para limpieza profunda ocasional:

  - Remojar en agua con unas gotas de lejía apta para uso alimentario.

  - Aclarar abundantemente con agua limpia.

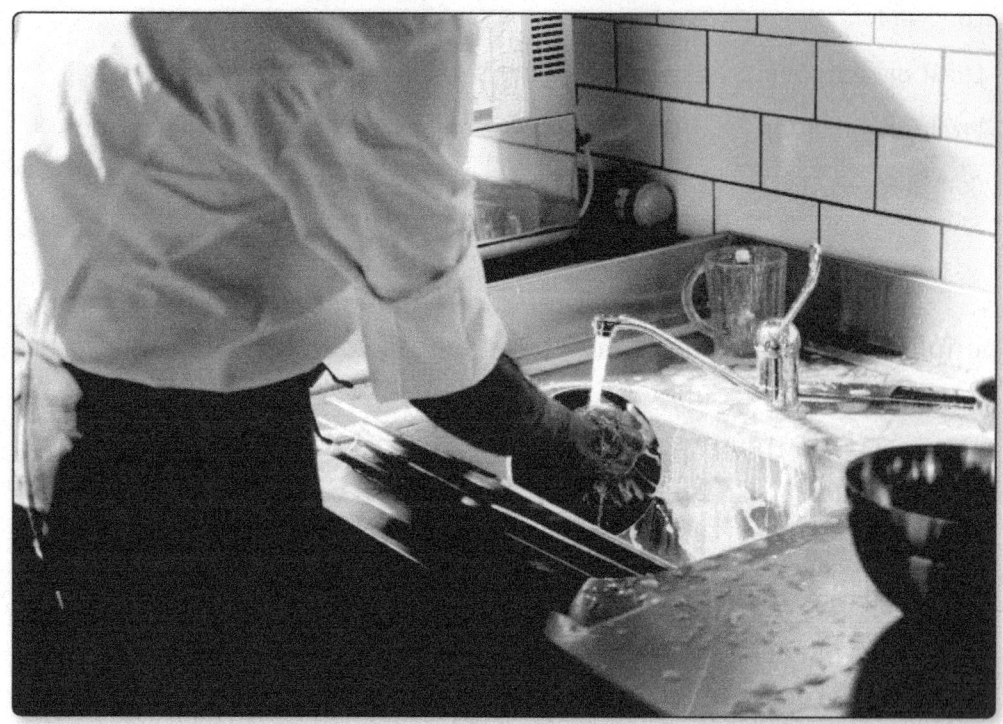

Recuerda

No utilizar el mismo táper para almacenar alimentos crudos y cocinados sin haberlo limpiado adecuadamente entre usos.

2. **Uso correcto de materiales de envoltorio:**

   Se describe a continuación el uso correcto y las precauciones a considerar para distintos materiales:

Material	Uso recomendado	Precauciones
Film transparente	Envolver alimentos frescos o cocinados en refrigeración	No usar en horno ni en contacto con grasas calientes
Papel de aluminio	Cocinados fríos, protección de alimentos en congelador	No usar con alimentos ácidos (limón, tomate, vinagre)
Bolsas zip o herméticas	Congelación o conservación en nevera	Desechar si se rompen o pierden el cierre
Táperes de plástico o vidrio	Almacenar comidas preparadas o raciones individuales	Preferir vidrio para calentar en microondas

3. **Evitar la contaminación cruzada:**

La **contaminación cruzada** ocurre cuando microorganismos de un alimento pasan a otro por contacto directo o a través de utensilios contaminados.

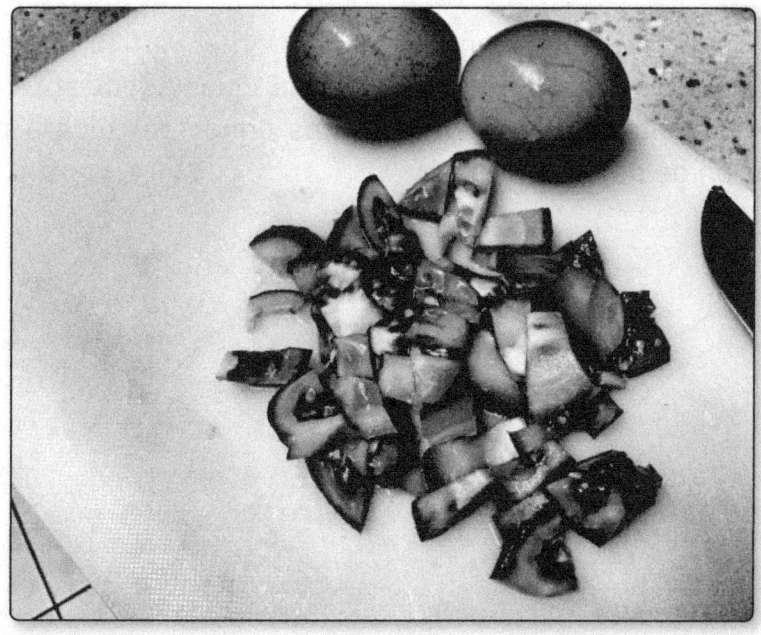

¿Cómo prevenirla?

- Usar **recipientes distintos** para alimentos crudos y cocinados.

- Lavar las superficies de trabajo entre una preparación y otra.

- Utilizar tablas de cortar y cuchillos diferenciados (por colores o etiquetas).

- No reutilizar bolsas de plástico que hayan contenido carne o pescado crudo.

4. **Conservación de los utensilios y envases:**

- Guardar los recipientes limpios en **lugares secos, cerrados y alejados de fuentes de calor o humedad**.

- Mantener tapados los táperes aunque estén vacíos, para evitar acumulación de polvo.

- **No almacenar utensilios junto a productos de limpieza**, especialmente si se usan para alimentos del usuario dependiente.

Estas medidas contribuyen a **evitar intoxicaciones, reducir el desperdicio y mejorar la organización doméstica**, todo ello especialmente relevante en contextos donde se cuida a personas en situación de dependencia.

5

Aplicación de técnicas básicas de cocina

En el contexto del apoyo domiciliario, la cocina se convierte en una actividad fundamental tanto para **garantizar una nutrición adecuada**, como para **favorecer la autonomía y la calidad de vida** de la persona dependiente. La aplicación de técnicas básicas de cocina no requiere conocimientos complejos, sino habilidades organizativas, higiene, selección de alimentos y uso adecuado de herramientas.

5.1 EQUIPAMIENTO BÁSICO DE COCINA: UTENSILIOS ESENCIALES, ELECTRODOMÉSTICOS Y MANTENIMIENTO DE ESTOS

Para garantizar la preparación adecuada de los alimentos en el domicilio es imprescindible contar con un **equipamiento de cocina básico**, que permita realizar tareas de corte, cocción, mezclado y conservación de manera eficiente y segura. Además, el buen **mantenimiento e higiene de estos utensilios y aparatos** es clave para asegurar una correcta manipulación de los alimentos y evitar contaminaciones.

5.1.1 Utensilios esenciales de cocina

Los utensilios deben ser funcionales, seguros y adecuados para la elaboración de comidas sencillas.

A continuación, se enumeran los más comunes:

Categoría	Utensilios
Corte y manipulación	Cuchillos (de chef, de sierra, pelador), tabla de cortar.
Medición	Vasos medidores, báscula, cucharas medidoras.
Cocinado	Ollas, cazos, sartenes antiadherentes, cacerolas con tapa.
Manipulación térmica	Espátulas, cucharas de madera, tenazas, batidores manuales.
Preparación	Bol o cuencos, colador, rallador, abrelatas, exprimidor manual.
Servicio	Bandejas, platos hondos y llanos, cubiertos, vasos.

En usuarios con movilidad reducida o temblores, se recomienda usar **utensilios adaptados con mangos ergonómicos y antideslizantes**.

5.1.2 Electrodomésticos básicos y su uso

Los electrodomésticos permiten agilizar y facilitar muchas tareas en la cocina. Los más comunes en un entorno doméstico son:

Electrodoméstico	Uso principal.
Frigorífico / congelador	Conservación segura de alimentos perecederos.
Microondas	Calentar, descongelar o cocinar con poca grasa.
Batidora	Preparar purés, salsas, cremas y papillas.
Horno	Cocinar sin grasa, repostería, asados.
Placa vitrocerámica o de gas	Cocción tradicional de alimentos.
Tostadora / sandwichera	Desayunos rápidos, snacks calientes.
Lavavajillas (opcional)	Limpieza automática de vajilla y utensilios.

En personas con deterioro cognitivo o problemas de visión, se recomienda el uso de **electrodomésticos sencillos**, con **mandos manuales grandes y claros**, evitando programaciones complejas.

5.1.3 Mantenimiento e higiene del equipamiento

El mantenimiento de los utensilios y aparatos de cocina prolonga su vida útil y es fundamental para **prevenir riesgos alimentarios** y mantener la seguridad en el entorno doméstico.

Algunas recomendaciones generales en este caso son:

- **Limpieza diaria** de superficies, utensilios y aparatos tras su uso.

- **Revisión periódica** de gomas, cables y enchufes en electrodomésticos.

- No utilizar **utensilios deteriorados** (sartenes con antiadherente desgastado, tablas con grietas, cuchillos rotos).

- **Descalcificar el microondas y la batidora** de forma periódica (por ejemplo, con agua y vinagre).

- **Secar bien antes de guardar** para evitar proliferación de moho o bacterias.

A continuación, se describe la frecuencia de limpieza y mantenimiento recomendada para cada elemento:

Elemento	Frecuencia de limpieza/mantenimiento.
Utensilios y vajilla	Después de cada uso.
Tabla de cortar	Después de cada uso, desinfectar semanalmente.
Microondas y batidora	Limpieza semanal (interior y accesorios).
Frigorífico	Limpieza mensual (y tras derrames).
Filtros de campana	Limpieza mensual.
Horno	Limpieza mensual o tras uso intenso.

En casas con usuarios inmunodeprimidos o con problemas digestivos, se recomienda **reforzar la higiene** y desinfectar con productos aptos para uso alimentario.

5.2 TÉCNICAS CULINARIAS FUNDAMENTALES: COCCIÓN, ASADO AL HORNO, HERVIDO, A LA PLANCHA, AL VAPOR, FRITURA Y OTRAS

El dominio de técnicas culinarias básicas es esencial para preparar alimentos de manera segura, saludable y adaptada a las necesidades nutricionales de la persona dependiente. Estas técnicas permiten modificar la textura de los alimentos, conservar sus nutrientes en la medida de lo posible, y mejorar su sabor sin necesidad de recurrir a un exceso de sal o grasa. A continuación, se describen las principales técnicas de cocinado utilizadas en el entorno doméstico.

5.2.1 Cocción en agua (hervido)

Consiste en introducir los alimentos en agua hirviendo hasta que estén cocinados.

- Se utiliza comúnmente con verduras, legumbres, pastas, arroz, huevos o carnes.

- Las ventajas son que se trata de un método sencillo, que no requiere grasas, y que puede adaptarse fácilmente a dietas suaves.

- Sin embargo, puede haber pérdida de vitaminas hidrosolubles si no se aprovecha el caldo.

Añadir los alimentos cuando el agua ya está hirviendo ayuda a conservar mejor sus propiedades.

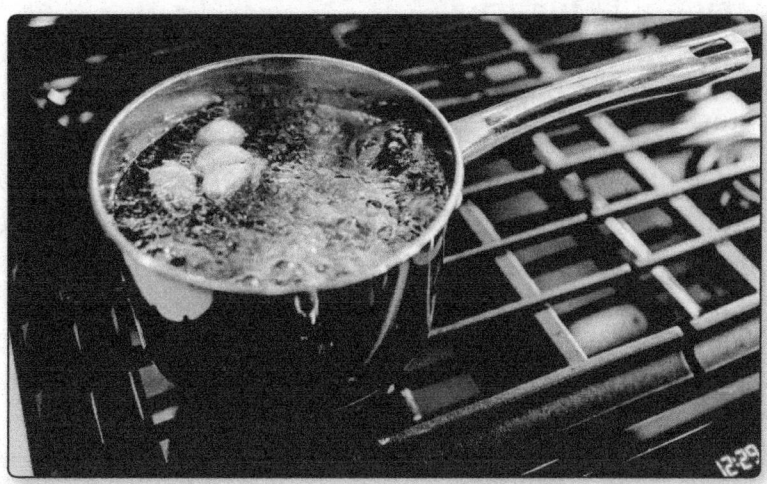

5.2.2 Cocción al vapor

Los alimentos se cocinan mediante el vapor generado por agua en ebullición, sin entrar en contacto directo con el líquido.

▼ Es ideal para verduras, pescados, carnes blancas y alimentos delicados.

▼ Las ventajas son la preservación de vitaminas y minerales, la textura natural y la ausencia de grasas añadidas.

▼ Requiere una vaporera o accesorio específico.

▼ Es muy útil en personas con problemas digestivos o que requieran una dieta ligera.

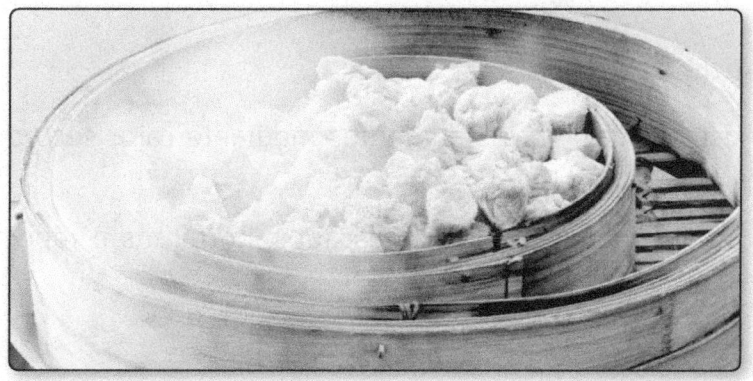

5.2.3 Cocción a la plancha

Se utiliza una plancha o sartén antiadherente caliente para cocinar los alimentos con poco o ningún aceite.

▸ Las ventajas son la rapidez, la conservación del sabor y la reducción de grasas.

▸ Es adecuada para carnes magras, pescados, verduras y huevos.

▸ Es importante evitar temperaturas excesivas para no quemar los alimentos ni generar sustancias nocivas.

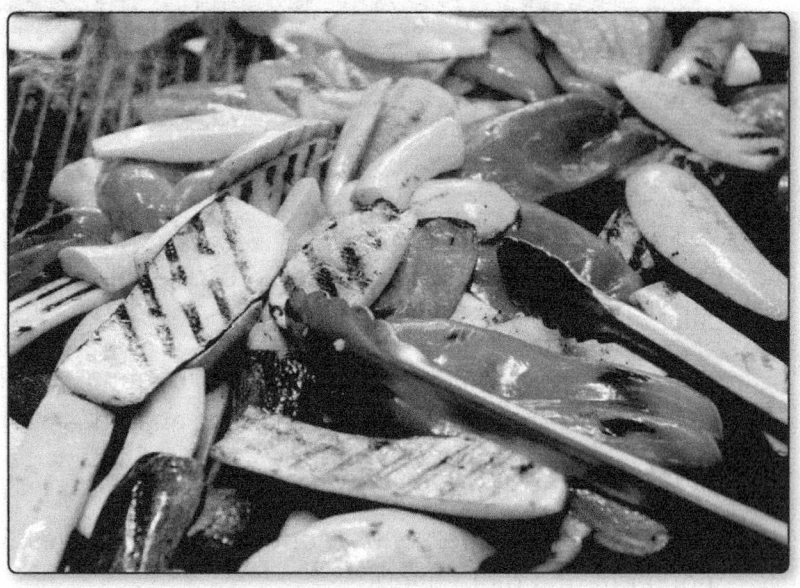

5.2.4 Asado al horno

Consiste en cocinar los alimentos mediante calor seco dentro de un horno.

▸ Permite preparar carnes, pescados, hortalizas o repostería sin necesidad de freír.

▸ Las ventajas son la distribución uniforme del calor y la posibilidad de cocinar grandes cantidades sin grasas excesivas.

▸ El horneado lento mantiene sabores y jugosidad.

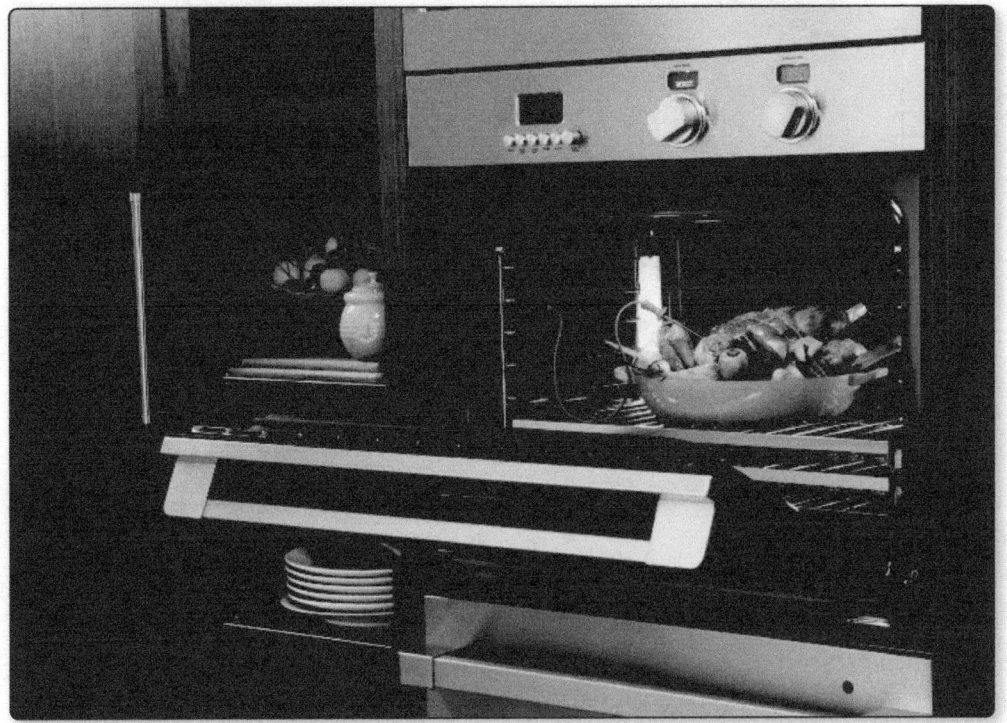

5.2.5 Fritura

Consiste en sumergir los alimentos en aceite caliente, generalmente entre 160 ºC y 190 ºC.

▸ Aporta sabor y textura crujiente, pero se considera una técnica menos saludable.

▸ Las desventajas son el alto contenido calórico, la degradación del aceite y el riesgo de tóxicos si se reutiliza o sobrecalienta.

▸ Se debe utilizar aceite limpio y cambiarlo regularmente.

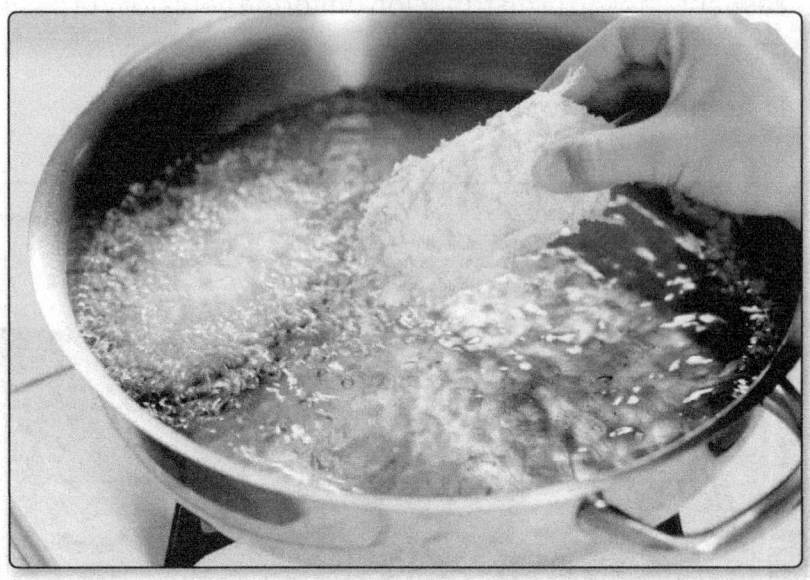

Importante

En usuarios con sobrepeso, hipertensión o colesterol, esta técnica debe limitarse o evitarse.

5.2.6 Salteado

Técnica rápida que consiste en cocinar alimentos troceados (generalmente verduras) en poco aceite a fuego alto, removiendo constantemente.

▸ Las ventajas son la conservación del color, textura y nutrientes.

▸ Es útil para preparar platos mixtos o acompañamientos ligeros.

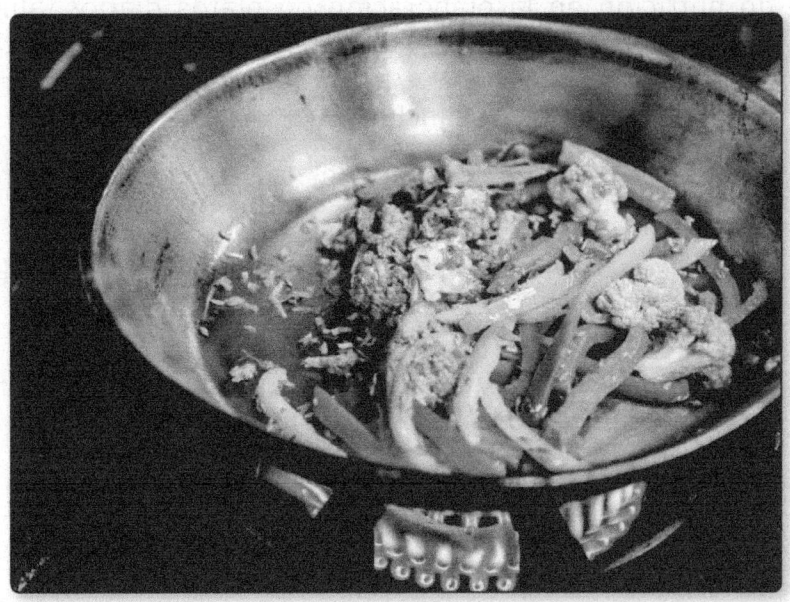

Otras técnicas frecuentes a considerar son:

▶ **Guisado:** cocción lenta de alimentos en su propio jugo o con caldos. Muy apropiado para platos tradicionales con carnes y legumbres.

▶ **Rehogado:** cocinado ligero con poca grasa para realzar sabores (base de muchos platos).

▶ **Microondas:** técnica práctica para recalentar o cocinar sin grasa, aunque debe utilizarse con utensilios aptos.

5.3 ELABORACIÓN DE PLATOS SALUDABLES Y EQUILIBRADOS: PRINCIPIOS DE NUTRICIÓN APLICADOS (REDUCCIÓN DE SAL, AZÚCARES Y GRASAS)

El objetivo de la cocina en el entorno domiciliario no es únicamente alimentar, sino hacerlo de forma **nutricionalmente equilibrada y adaptada** al estado de salud del usuario. Para lograrlo, es necesario aplicar principios básicos de nutrición en la elaboración de platos diarios, ajustando cantidades y priorizando alimentos frescos, naturales y variados.

Un plato equilibrado debe incluir:

▼ **Verduras y hortalizas** (50 % del plato): cocidas, al vapor, crudas o salteadas.

▼ **Proteínas de calidad** (25 % del plato): carnes magras, pescado, huevo, legumbres, tofu.

▼ **Hidratos de carbono complejos** (25 % del plato): arroz integral, pasta, pan de grano entero, patata cocida.

Ejemplo

Un plato de lentejas con verduras y arroz integral + ensalada verde + fruta natural.

Por otro lado, el exceso de sal está relacionado con **hipertensión arterial** y **retención de líquidos**, especialmente peligrosas en personas mayores.

Algunas medidas para reducirla son:

▼ Evitar añadir sal durante la cocción (añadir al final si es necesario).

▼ Sustituirla por especias naturales (orégano, laurel, pimienta, comino, ajo, limón).

▼ Evitar embutidos, productos en conserva con sal, caldos industriales y salsas comerciales.

▼ Utilizar **sal hiposódica** (baja en sodio) si está prescrita.

Por su parte, el exceso de azúcares simples favorece la **diabetes tipo 2**, caries, y obesidad.

Varias estrategias recomendadas son:

- ◤ Sustituir azúcar por edulcorantes naturales (estevia, eritritol) en pequeñas cantidades.

- ◤ Elegir fruta fresca frente a zumos comerciales o dulces procesados.

- ◤ Preparar postres caseros con ingredientes naturales y sin azúcar añadida.

- ◤ Leer el etiquetado de productos para evitar "azúcares ocultos" en yogures, cereales o panes industriales.

Por último, las grasas saturadas y trans están asociadas con enfermedades cardiovasculares.

En este sentido, algunas recomendaciones son:

- ◤ Priorizar **grasas saludables**: aceite de oliva virgen extra, aguacate, pescado azul, frutos secos sin sal.

- ◤ Evitar frituras frecuentes, empanados y productos precocinados.

- ◤ Eliminar mantequilla, margarinas y natas en platos habituales.

- ◤ Usar métodos de cocinado sin grasa: vapor, horno, plancha.

A evitar	Sustituir por.
Sal común	Especias naturales, ajo, hierbas.
Azúcar refinado	Fruta madura, canela, estevia.
Fritos y empanados	Cocción al horno o vapor.
Mantequilla y nata	Aceite de oliva, yogur natural.
Bollería industrial	Fruta fresca, compotas caseras.
Salsas comerciales	Salsas caseras con tomate o yogur.

5.4 ADAPTACIÓN DE LA ALIMENTACIÓN A NECESIDADES ESPECÍFICAS DEL USUARIO: DIETAS BLANDAS, DIABÉTICAS, BAJAS EN SODIO, ETC.

La alimentación de una persona dependiente debe responder a criterios de equilibrio nutricional y también a sus **condiciones clínicas concretas**, tolerancias digestivas, enfermedades crónicas o limitaciones funcionales. En este sentido, adaptar la dieta a las **necesidades específicas del usuario** es un aspecto esencial dentro del apoyo domiciliario, ya que contribuye a mejorar su salud, su calidad de vida y a prevenir complicaciones.

A continuación, se describen las principales **dietas terapéuticas o adaptadas** más habituales en el entorno domiciliario, así como sus características y recomendaciones básicas.

5.4.1 Dieta blanda

Esta dieta se utiliza en situaciones de **convalecencia, problemas digestivos, postoperatorios, diarreas o vómitos**, o en personas con dificultades de masticación o deglución leve.

Sus características son:

- Alimentos de fácil digestión, suaves en textura, bajo contenido en fibra insoluble.
- Preparaciones hervidas, al vapor, a la plancha o al horno.
- Temperaturas templadas (evitar comidas muy frías o calientes).
- Sin salsas fuertes, condimentos picantes ni frituras.

Los alimentos recomendados en esta dieta son:

- Arroz blanco, patata cocida, zanahoria hervida.
- Caldos suaves, sopas, cremas y purés.
- Carne y pescado blancos cocido.
- Yogur natural, plátano maduro, manzana cocida o en compota.

Por su parte, los alimentos a evitar son:

▼ Embutidos, fritos, legumbres con piel, verduras crudas, bollería.

5.4.2 Dieta diabética

Indicada para personas con **diabetes mellitus**, esta dieta tiene como objetivo controlar los niveles de glucosa en sangre y prevenir picos hiperglucémicos e hipoglucémicos.

Algunas de sus características son:

▼ Control estricto de hidratos de carbono.

▼ Distribución equilibrada de comidas a lo largo del día.

▼ Eliminación de azúcares simples y productos procesados ricos en azúcar.

▼ Potenciación de alimentos integrales y ricos en fibra.

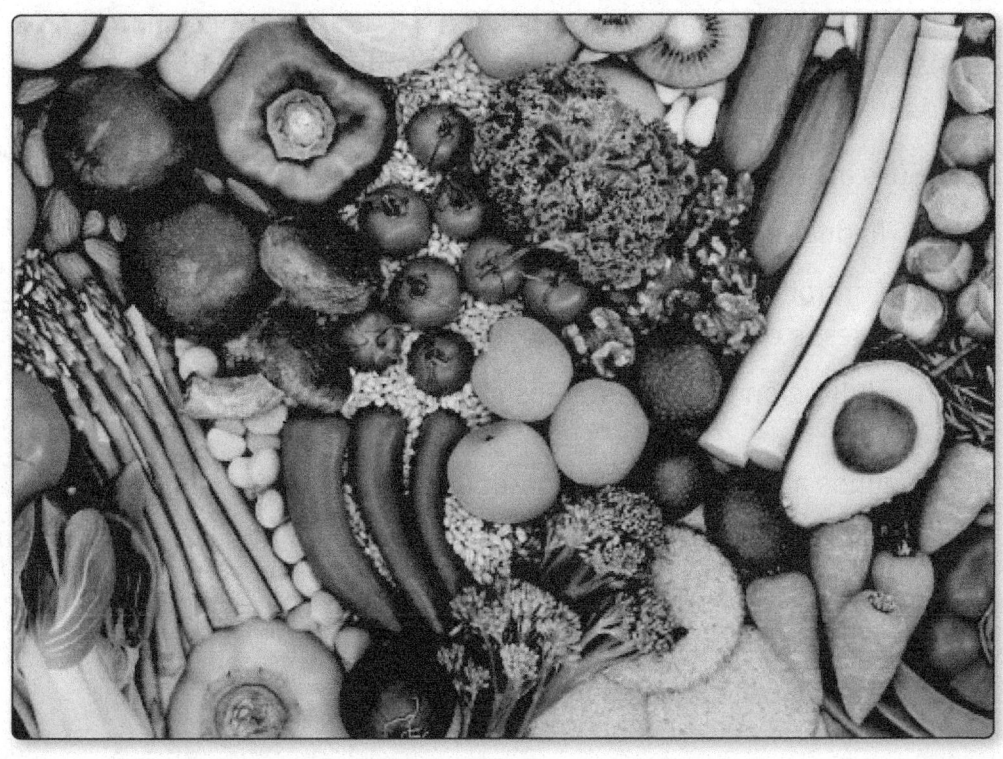

Los alimentos recomendados en la dieta diabética son:

▸ Legumbres, verduras, cereales integrales (arroz, pan, pasta).

▸ Fruta entera (en cantidades controladas).

▸ Carnes magras, pescados, huevos, lácteos sin azúcar.

▸ Edulcorantes naturales autorizados (estevia, eritritol).

Por último, con respecto a los alimentos a evitar, destacan:

▸ Zumos, bollería, refrescos, azúcar, miel, productos "light" con alto contenido en carbohidratos simples.

Es importante acompañar esta dieta de un seguimiento médico y, si es posible, apoyo de un dietista-nutricionista.

5.4.3 Dieta baja en sodio (hiposódica)

Indicada para personas con **hipertensión arterial, insuficiencia cardíaca o enfermedades renales**, esta dieta busca reducir la **retención de líquidos** y mejorar el control de la presión arterial.

Sus características son:

▸ Reducción o eliminación de la sal añadida.

▸ Control de alimentos ricos en sodio (conservas, embutidos, quesos curados).

▸ Utilización de condimentos naturales para realzar el sabor.

Algunos alimentos recomendados son:

▸ Verduras frescas o congeladas sin salsas.

▸ Carnes y pescados frescos, sin procesar.

▸ Legumbres secas cocidas en casa.

▸ Pan sin sal, lácteos bajos en sodio.

Por su parte, se deben evitar:

▶ Embutidos, quesos curados, sopas de sobre, salsas industriales, aperitivos salados.

5.4.4 Dieta astringente

Utilizada en **casos de diarrea o trastornos intestinales**, esta dieta busca reducir el tránsito intestinal y facilitar la recuperación.

Algunas características de esta dieta son:

▶ Poca fibra, alimentos cocidos, secos y sin grasa.

▶ Evita lácteos, alimentos integrales, frutas y verduras crudas.

Los alimentos recomendados en la dieta astringente son:

▶ Arroz blanco, zanahoria hervida, plátano maduro, manzana cocida.

▶ Pan blanco tostado, pollo cocido o al vapor, pescado blanco.

Por último, los alimentos a evitar son:

▶ Frutas y verduras crudas, leche, café, alimentos integrales, grasas, zumos.

5.4.5 Dieta con textura modificada (triturada o en puré)

Indicada para personas con **disfagia, problemas de masticación o riesgo de atragantamiento**, muy frecuentes en personas mayores con enfermedades neurológicas o degenerativas.

Sus características son:

▶ Alimentos adaptados en textura: puré, papilla, triturado fino o semisólido.

▶ No se permite mezclar líquidos y sólidos sin triturar adecuadamente.

▶ Es necesario evitar grumos, dobles texturas o restos sólidos.

Ejemplos de platos adaptados son los siguientes:

- Crema de verduras sin fibra.
- Puré de legumbres con arroz.
- Pollo cocido triturado con patata.
- Fruta cocida y pasada por pasapurés.

Esta dieta debe diseñarse siempre según las recomendaciones de un profesional sanitario y puede requerir el uso de espesantes.

Tipo de dieta	Objetivo principal	Restricciones comunes
Blanda	Mejorar digestión / recuperación	Fibra insoluble, grasas, alimentos crudos o duros
Diabética	Control de glucemia	Azúcar simple, carbohidratos rápidos
Hiposódica	Controlar tensión y retención de líquidos	Sal, alimentos procesados y con sodio oculto
Astringente	Frenar diarrea y proteger mucosa intestinal	Fibra, leche, grasas, alimentos integrales
Textura modificada	Prevenir atragantamiento / facilitar deglución	Sólidos duros, texturas dobles, grumos

5.5 SEGURIDAD EN LA COCINA: MANEJO SEGURO DE CUCHILLOS Y UTENSILIOS CORTANTES, PREVENCIÓN DE INCENDIOS Y QUEMADURAS, BUENAS PRÁCTICAS CON ELECTRICIDAD Y GAS

La cocina es una de las zonas del domicilio donde **más accidentes domésticos se producen**, especialmente en hogares con personas mayores o con movilidad reducida. Por ello, garantizar la **seguridad durante la preparación de alimentos** es una prioridad tanto para los cuidadores como para el usuario. Las buenas prácticas en el manejo de utensilios, el control del fuego y la supervisión del uso de electricidad o gas son esenciales para prevenir situaciones de riesgo.

5.5.1 Manejo seguro de cuchillos y utensilios cortantes

El uso de cuchillos es indispensable en la cocina, pero también implica un alto riesgo de cortes si no se manipulan correctamente.

Algunas medidas básicas de seguridad son:

- ▼ Usar siempre **superficies estables** para cortar (tabla de cortar antideslizante).

- ▼ Sujetar el alimento firmemente con los dedos doblados hacia adentro.

- ▼ Mantener los cuchillos **bien afilados**: un cuchillo sin filo exige más fuerza y puede resbalar.

- ▼ No dejar cuchillos en el fregadero ni mezclados con otros utensilios.

- ▼ Guardarlos en soportes o fundas específicas, nunca sueltos en cajones.

En usuarios con deterioro cognitivo, se recomienda restringir el acceso a cuchillos y emplear herramientas de seguridad.

5.5.2 Prevención de incendios y quemaduras

En la cocina se combinan fuentes de calor, líquidos calientes, superficies metálicas y combustibles, lo que requiere especial precaución.

Es importante considerar varias recomendaciones preventivas:

- ▼ No dejar nunca **sartenes o cazuelas al fuego sin supervisión**.

- ▼ Usar **guantes de cocina o manoplas térmicas** para manipular utensilios calientes.

▸ Mantener los mangos de las sartenes **hacia dentro** para evitar golpes accidentales.

▸ Alejar cortinas, paños o papeles de las placas de cocción.

▸ No usar ropa de manga ancha ni colgante durante la cocción.

▸ Contar con **extintor de cocina** o manta ignífuga (idealmente de clase F, específica para grasas).

5.5.3 Buenas prácticas con electricidad y gas

El uso de electrodomésticos y aparatos de gas requiere vigilancia para evitar riesgos eléctricos, fugas o cortocircuitos.

a) **Electricidad:**

- No sobrecargar enchufes múltiples.

- No manipular electrodomésticos con las manos húmedas.

- Desenchufar pequeños aparatos (batidora, tostadora) después de usarlos.

- Revisar cables desgastados o enchufes deteriorados.

b) **Gas:**

- Comprobar regularmente el **estado del regulador y la goma** de la bombona.

- Cerrar la llave de paso al terminar de cocinar.

- Ventilar la cocina si se detecta olor a gas (no encender interruptores).

- No obstruir rejillas de ventilación ni instalar campanas extractoras sin salida al exterior si se usa gas.

5.6 NORMAS HIGIÉNICAS DURANTE LA PREPARACIÓN DE ALIMENTOS (LAVADO DE MANOS, UTENSILIOS LIMPIOS, EVITAR CONTAMINACIONES CRUZADAS)

La **higiene en la cocina** es fundamental para prevenir intoxicaciones alimentarias, especialmente en personas dependientes, que pueden presentar un sistema inmunitario más débil. Mantener una **cadena de higiene constante** durante la preparación y manipulación de los alimentos es una responsabilidad directa del cuidador o de la persona encargada de la cocina.

5.6.1 Lavado de manos

Es la primera y más importante medida higiénica.

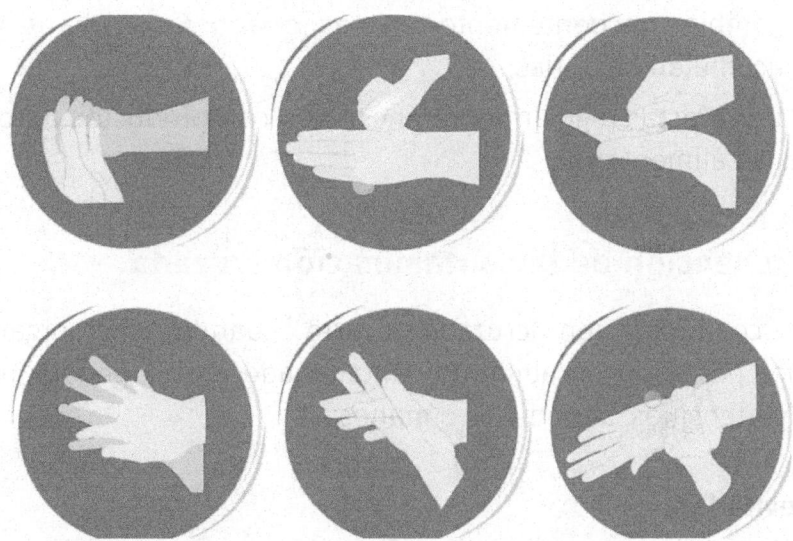

¿Cuándo lavarse las manos?

- ▸ Antes de manipular alimentos.
- ▸ Después de tocar alimentos crudos (carne, pescado, huevo).
- ▸ Después de ir al baño, estornudar, toser o tocar mascotas.
- ▸ Tras manipular productos de limpieza o basura.

¿Cómo hacerlo correctamente?

1. Mojar las manos con agua caliente.

2. Aplicar jabón y frotar durante al menos 20 segundos, incluyendo uñas y entre los dedos.

3. Aclarar con agua y secar con papel desechable o paño limpio.

5.6.2 Limpieza de utensilios y superficies

Se debe:

▼ Lavar cuchillos, tablas, platos y encimeras **inmediatamente después de usarlos**.

▼ Utilizar **agua caliente y detergente**, aclarando bien.

▼ Cambiar frecuentemente **bayetas, estropajos y trapos**, ya que acumulan bacterias.

▼ Desinfectar regularmente encimeras con productos aptos para uso alimentario.

5.6.3 Prevención de la contaminación cruzada

La contaminación cruzada ocurre cuando microorganismos peligrosos pasan de un alimento contaminado a otro, generalmente a través de utensilios, superficies o manos.

¿Cómo evitarla?

▼ Usar **tablas diferentes** para cortar carne/pescado y para frutas o verduras.

▼ No usar el mismo cuchillo sin lavarlo entre alimentos crudos y cocinados.

▼ Separar los alimentos crudos y cocinados en la nevera.

▼ No reutilizar platos o cubiertos donde se colocaron alimentos crudos.

6

Higiene alimentaria

La **higiene alimentaria** abarca el conjunto de medidas necesarias para **garantizar que los alimentos no representen un riesgo para la salud**. En el ámbito domiciliario, su correcta aplicación cobra especial importancia cuando se cuida de una persona dependiente, ya que suele tratarse de individuos con **mayor vulnerabilidad** frente a infecciones alimentarias por edad avanzada, enfermedades crónicas o tratamientos médicos que debilitan el sistema inmunitario.

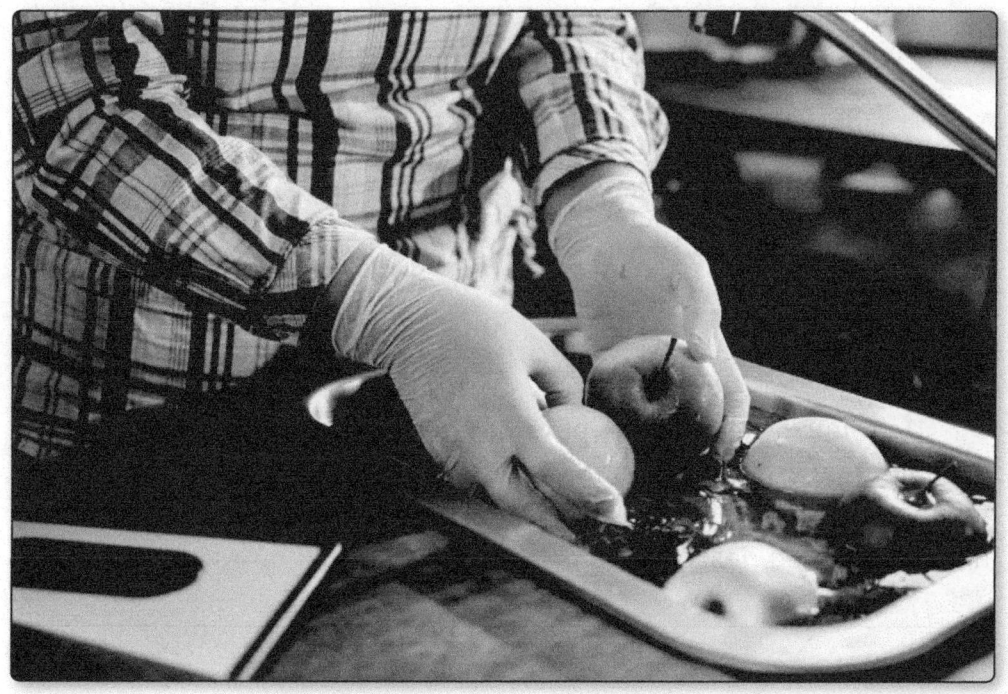

6.1 CONCEPTO E IMPORTANCIA DE LA HIGIENE ALIMENTARIA EN EL HOGAR (IMPACTO EN LA SALUD DE LA PERSONA DEPENDIENTE)

La higiene alimentaria se define como el conjunto de **prácticas, normas y condiciones** que permiten preparar, manipular y conservar los alimentos de manera que se **evite su contaminación** y, por tanto, se garantice su **seguridad sanitaria**. Esto incluye desde el lavado de manos hasta la limpieza de utensilios, la correcta cocción de los alimentos o el mantenimiento adecuado del frigorífico.

Estas medidas tienen como finalidad **prevenir la presencia de microorganismos patógenos**, sustancias químicas tóxicas o elementos físicos que puedan causar daños a la salud.

Las personas en situación de dependencia suelen presentar **mayor riesgo** ante posibles intoxicaciones alimentarias, debido a factores como:

- ▼ **Sistema inmunológico debilitado.**

- ▼ **Problemas digestivos o metabólicos** que dificultan la eliminación de toxinas.

- ▼ **Enfermedades crónicas** (diabetes, insuficiencia renal, EPOC).

- ▼ **Incapacidad para detectar alimentos en mal estado** (por deterioro sensorial o cognitivo).

Ejemplo

Una intoxicación leve en una persona sana puede provocar únicamente diarrea o malestar leve, pero en una persona dependiente puede derivar en una deshidratación grave, ingreso hospitalario o incluso poner en riesgo su vida.

Existen numerosos beneficios de mantener una correcta higiene alimentaria en el domicilio:

▸ **Prevención de infecciones gastrointestinales** (Salmonella, E. coli, Listeria...).

▸ **Reducción del desperdicio alimentario**, al conservar correctamente los productos.

▸ **Mayor confianza y bienestar** de la persona cuidada, que se siente atendida con responsabilidad.

▸ **Mejor organización y control del entorno doméstico** (limpieza, conservación, fechas...).

Los principales ámbitos en los que debe aplicarse la higiene alimentaria son los siguientes:

Área	Acciones recomendadas
Manipulación de alimentos	Lavado de manos, uso de utensilios limpios, evitar toser o hablar encima.
Conservación y almacenamiento	Control de temperaturas, fechas de caducidad, envases cerrados.
Preparación y cocinado	Cocción completa, evitar contaminación cruzada.
Limpieza de superficies y útiles	Desinfección regular de encimeras, tablas, bayetas y frigorífico.

¿Cuáles son las consecuencias de una mala higiene alimentaria?

Problema sanitario	Origen frecuente
Intoxicación por Salmonella	Huevos crudos, mayonesa casera, mala refrigeración.
Gastroenteritis por E. coli	Carne mal cocinada, verduras mal lavadas.
Listeriosis	Quesos blandos no pasteurizados, embutidos mal conservados.
Contaminación cruzada	Uso del mismo cuchillo o tabla con carne cruda y verdura.

6.2 NORMAS BÁSICAS DE HIGIENE EN LA MANIPULACIÓN Y CONSERVACIÓN DE ALIMENTOS (LIMPIEZA PERSONAL, BUENAS PRÁCTICAS)

La **manipulación segura de los alimentos** comienza por una correcta higiene personal y continúa con un conjunto de buenas prácticas durante la preparación y conservación. En un entorno domiciliario donde se atiende a una persona dependiente, aplicar estas normas de manera sistemática es fundamental para **prevenir intoxicaciones, infecciones y el deterioro de los alimentos**.

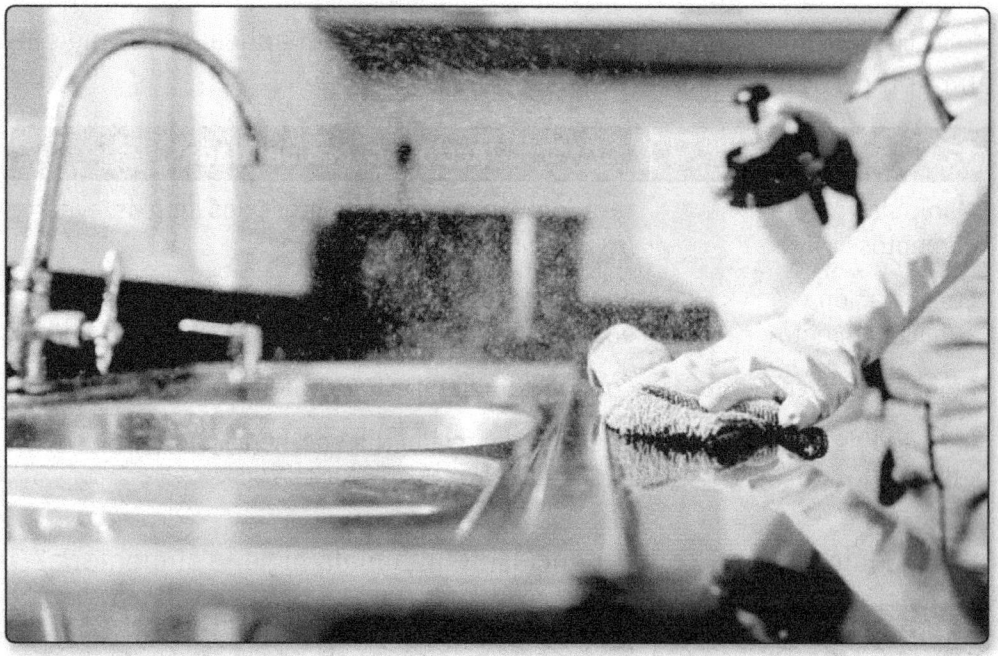

El primer foco de contaminación posible es el propio manipulador de alimentos, por lo que mantener una **higiene corporal rigurosa** es imprescindible.

Las normas básicas son:

- **Lavarse las manos** antes, durante y después de manipular alimentos, y siempre que se cambie de tarea (ej. tras manipular carne cruda, tocar animales o usar el baño).

- Llevar **uñas cortas y limpias**, sin esmalte ni uñas postizas.

- Mantener el cabello recogido y cubierto si es largo.

- Evitar **tocarse la cara, el pelo o la ropa** mientras se cocina.

- No manipular alimentos si se presentan síntomas de enfermedad contagiosa (fiebre, vómitos, diarrea).

- Cubrir heridas con apósitos impermeables y guantes desechables si es necesario.

Por otro lado, algunas buenas prácticas en la manipulación de alimentos son las siguientes:

- Separar alimentos **crudos** de los **cocinados** durante toda la preparación y conservación.

- Utilizar **utensilios diferentes** para carnes, pescados, verduras y alimentos cocinados.

- **No romper la cadena de frío**: mantener los alimentos refrigerados hasta el momento de su uso.

- Cocinar completamente alimentos como carne picada, pollo o huevos.

- Evitar dejar alimentos cocinados a temperatura ambiente más de 2 horas.

- Consumir los productos una vez abiertos **dentro del plazo indicado** por el fabricante.

- Leer y respetar las **condiciones de conservación** de los envases (por ejemplo, *"una vez abierto, conservar en frigorífico y consumir en 3 días"*).

Por último, es importante considerar también las prácticas correctas en la conservación:

▸ Mantener la **temperatura del frigorífico entre 0 ºC y 4 ºC** y la del congelador por debajo de -18 ºC.

▸ No introducir alimentos calientes directamente al frigorífico (esperar a que se enfríen).

▸ Usar **envases cerrados y etiquetados** para alimentos preparados.

▸ Aplicar el sistema **FIFO** (*First In, First Out*): consumir primero los productos más antiguos.

▸ No volver a congelar un alimento descongelado sin haberlo cocinado.

6.3 LIMPIEZA Y DESINFECCIÓN DE UTENSILIOS, SUPERFICIES Y MENAJE DE COCINA DESPUÉS DE CADA USO

La **limpieza inmediata y eficaz** del material de cocina es un factor clave en la prevención de contaminaciones. Utensilios, encimeras, tablas de corte y menaje en general pueden convertirse en vectores de microorganismos si no se limpian correctamente tras cada uso.

6.3.1 Utensilios y menaje de cocina

Los pasos para una limpieza eficaz son:

1. **Eliminar restos sólidos** con agua caliente y una esponja.

2. Aplicar **detergente lavavajillas** y frotar todas las superficies.

3. **Aclarar abundantemente** con agua potable.

4. Dejar secar al aire o utilizar **paños limpios exclusivos** para menaje.

Es recomendable evitar los estropajos desgastados, ya que acumulan bacterias. Deben cambiarse con frecuencia.

Algunos utensilios y zonas requieren **desinfección regular** además de limpieza, especialmente cuando se manipulan alimentos crudos.

Los métodos domésticos eficaces son:

▼ Utilizar una solución de **agua con lejía alimentaria** (4 gotas de lejía por litro de agua).

▼ Aplicar y dejar actuar durante 5-10 minutos.

▼ Aclarar bien con agua potable.

▼ Alternativamente, usar **productos desinfectantes aptos para cocina** con certificación alimentaria.

6.3.2 Superficies de trabajo y electrodomésticos

Diferenciamos las acciones según el elemento:

a) **Superficies de cocina (encimeras, mesas):**

• Limpiar antes y después de cada uso.

• No apoyar bolsas del supermercado ni objetos personales (llaves, móviles) sobre las superficies de preparación.

b) **Tablas de cortar:**

• Utilizar **una para cada grupo de alimentos** (carne, verdura, pan).

• Lavar inmediatamente después de cada uso.

• Sustituir si presentan grietas o cortes profundos.

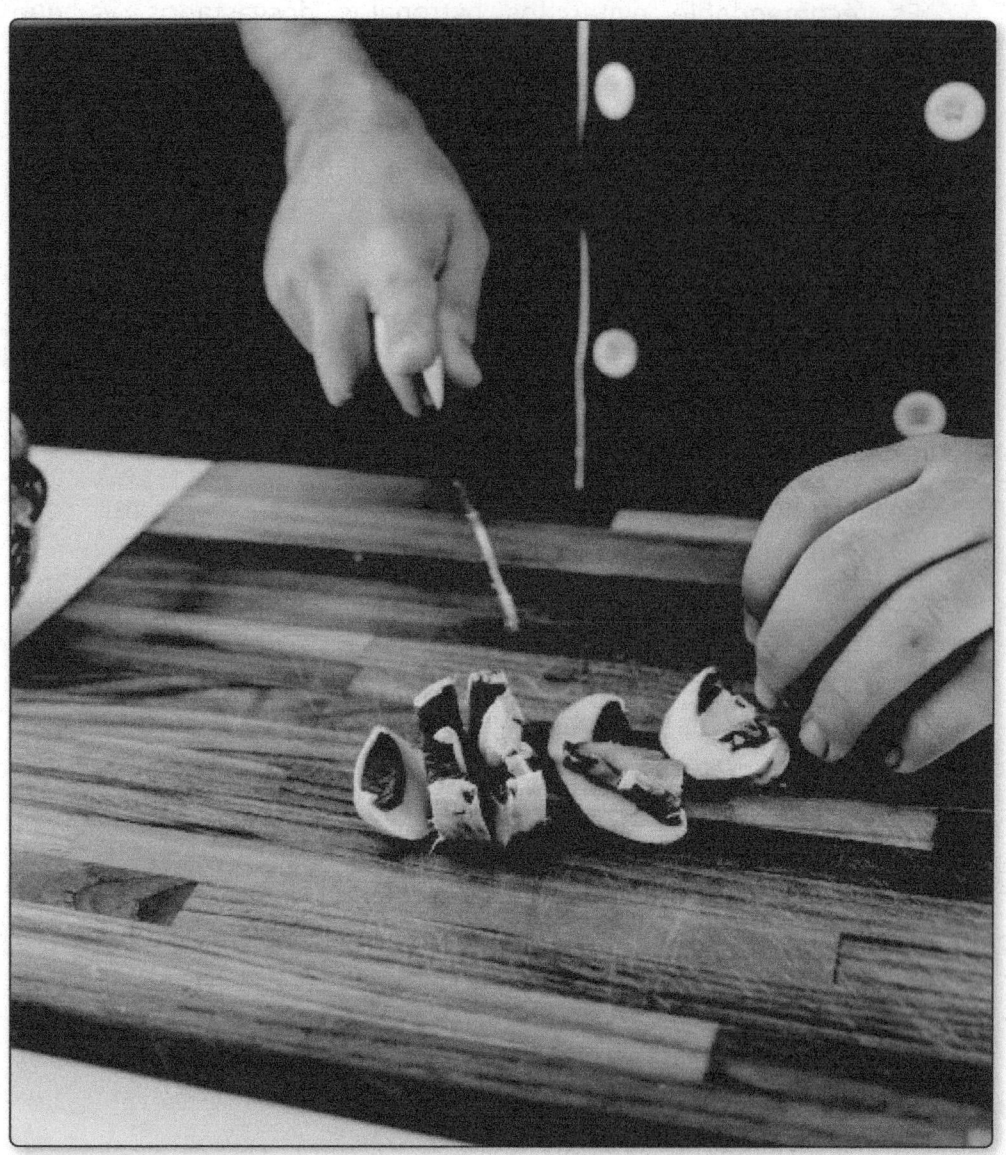

c) **Electrodomésticos (microondas, batidora, frigorífico):**

- Limpiar el interior del microondas semanalmente.

- Desmontar y lavar las partes móviles de la batidora después de cada uso.

- Limpiar el frigorífico al menos una vez al mes, eliminando restos y alimentos en mal estado.

Elemento	Frecuencia recomendada
Utensilios de cocina	Después de cada uso.
Superficies de trabajo	Antes y después de cocinar.
Tablas de cortar	Después de cada uso.
Trapos y bayetas	Diario (cambio o lavado).
Frigorífico	Mensual.
Estropajos y esponjas	Semanal (o antes si están deteriorados).

6.4 CONTROL DE PLAGAS EN EL HOGAR: PREVENCIÓN DE INSECTOS Y ROEDORES EN ZONAS DE ALMACENAMIENTO DE ALIMENTOS

La **presencia de plagas en el hogar**, especialmente en zonas donde se almacenan o manipulan alimentos, supone un **riesgo sanitario considerable**, ya que los **insectos, roedores y otros vectores** pueden transmitir enfermedades al contaminar directa o indirectamente los productos. En domicilios con personas dependientes, la prevención del acceso de plagas es una prioridad, ya que estas personas pueden tener una **menor capacidad para detectar o actuar ante una situación de riesgo biológico**.

Las plagas comunes en la cocina y despensa son:

- **Insectos rastreros**: cucarachas, hormigas, escarabajos de la harina, gorgojos.

- **Insectos voladores**: moscas, mosquitos, polillas de los alimentos.

- **Roedores**: ratones y ratas.

- **Otros vectores**: ácaros, arañas, babosas (en ambientes húmedos).

La **prevención** es la forma más eficaz y económica de evitar la aparición de plagas en el hogar:

1. **Limpieza constante:**

   - Limpiar encimeras y suelos **después de cada comida**.

   - No dejar restos de alimentos sin cubrir ni utensilios sucios en la noche.

   - Vaciar la basura a diario, especialmente si contiene restos orgánicos.

2. **Conservación adecuada de alimentos:**

   - Guardar los alimentos **en recipientes herméticos**, preferentemente de vidrio o plástico resistente.

   - Utilizar **pinzas, gomas o bolsas con cierre** para sellar envases abiertos.

   - No acumular paquetes caducados, abiertos o con signos de deterioro.

3. **Control estructural:**

   - Instalar **mosquiteras en ventanas**.

   - Reparar **grietas y rendijas** por donde puedan entrar roedores o insectos.

   - Evitar humedades y zonas oscuras sin ventilar.

4. **Vigilancia:**

   - Revisar periódicamente el interior de la despensa y del mobiliario de cocina.

   - Detectar **señales de infestación**: excrementos, restos de alas, orificios en envases, alimentos con hilos o telarañas internas.

Si se detecta una plaga:

▼ **Retirar inmediatamente** todos los productos afectados y limpiar en profundidad la zona.

▼ Usar productos domésticos de control de plagas (trampas, cebos) siguiendo **estrictamente las instrucciones**.

▼ En casos persistentes, contactar con un **servicio profesional de desinfección** autorizado, garantizando que los alimentos y utensilios queden protegidos durante el tratamiento.

6.5 CONTAMINACIÓN CRUZADA: CAUSAS FRECUENTES Y MEDIDAS PREVENTIVAS EN LA COCINA DOMÉSTICA

La **contaminación cruzada** es una de las principales causas de **intoxicación alimentaria** en el hogar. Se produce cuando **microorganismos peligrosos (como bacterias, virus o parásitos)** pasan de un alimento contaminado a otro alimento seguro, a través del contacto directo o mediante utensilios, superficies, manos o trapos.

A continuación, se describen las causas frecuentes de contaminación cruzada:

Situación de riesgo	Motivo de contaminación.
Usar la misma tabla para carne cruda y verdura sin lavar entre usos	Transferencia de bacterias de la carne a la verdura.
Cortar pan con un cuchillo que antes se usó para pollo crudo	Restos microscópicos contaminan alimentos listos para el consumo.
Guardar alimentos cocinados junto a carne cruda en la nevera	Goteo de líquidos contaminados.
Manipular alimentos sin lavarse las manos tras tocar basura o animales	Presencia de gérmenes en manos del manipulador.
Usar trapos o bayetas sucias para limpiar superficies o secar utensilios	Propagación de bacterias acumuladas en textiles húmedos.

Algunas de las principales medidas preventivas en la cocina doméstica son:

1. **Separación física de alimentos:**

   - Utilizar **utensilios y tablas distintas** para alimentos crudos (carne, pescado) y alimentos listos para comer (pan, fruta, ensaladas).

   - Conservar **los alimentos crudos en estantes inferiores** del frigorífico para evitar que goteen sobre otros.

2. **Limpieza y desinfección frecuente:**

   - Lavar cuchillos, tablas y encimeras **inmediatamente después de usarlos** con carne, pescado o huevo crudo.

   - Cambiar regularmente trapos y bayetas.

   - Desinfectar superficies con productos aptos para cocina o soluciones de agua con lejía alimentaria (4 gotas por litro de agua).

3. **Higiene de manos:**

   - Lavarse con agua y jabón después de manipular alimentos crudos, tirar la basura o tocar animales.

   - Usar guantes desechables si hay heridas en las manos (y cambiarlos entre tareas).

4. **Vigilancia en el almacenamiento:**

   - Etiquetar alimentos preparados con la **fecha de cocinado** y almacenarlos en recipientes cerrados.

   - **No mezclar alimentos preparados con crudos** en envases comunes o sin tapa.

6.6 ENFERMEDADES TRANSMITIDAS POR ALIMENTOS (TOXIINFECCIONES ALIMENTARIAS): CAUSAS, SÍNTOMAS Y PREVENCIÓN

Las **toxiinfecciones alimentarias** son enfermedades causadas por el consumo de alimentos o bebidas contaminadas con **microorganismos patógenos** (bacterias, virus, parásitos) o **sustancias tóxicas** producidas por estos. En el hogar, estas enfermedades pueden derivarse de prácticas incorrectas durante la preparación, manipulación, conservación o cocinado de los alimentos.

En personas dependientes, el riesgo es **más alto**, ya que su sistema inmunológico puede estar debilitado o pueden tener patologías previas que agravan los efectos de la infección.

¿Cuáles son las principales causas?

1. **Contaminación bacteriana**: salmonella, escherichia coli, listeria monocytogenes, campylobacter.

2. **Virus alimentarios**: norovirus, hepatitis A.

3. **Parásitos**: anisakis (en pescado), toxoplasma (en carne cruda).

4. **Toxinas**: producidas por staphylococcus aureus o clostridium botulinum.

5. **Contaminación cruzada**: contacto entre alimentos crudos y cocinados.

6. **Manipulación incorrecta**: mala higiene, no respetar la cadena de frío, mala cocción.

Los síntomas suelen aparecer entre unas horas y varios días tras la ingesta:

▸ Diarrea.

▸ Dolor abdominal.

▸ Náuseas y vómitos.

▸ Fiebre.

▸ Deshidratación.

▸ En casos graves: shock, convulsiones o fallo renal (especialmente en personas mayores).

Importante

En personas dependientes, incluso una gastroenteritis leve puede requerir hospitalización.

Las principales medidas de prevención son:

▸ Mantener la **higiene personal y del entorno** de cocina.

▸ **Cocinar bien** carnes, pescados y huevos.

▸ Evitar el consumo de **productos caducados** o con envases deteriorados.

▸ No consumir **huevos crudos ni mayonesas caseras** si no se controlan las condiciones higiénicas.

▸ Comprar alimentos en establecimientos fiables y respetar las **condiciones de conservación** (temperatura, cierre del envase, etc.).

▸ **Refrigerar inmediatamente** los alimentos cocinados si no van a consumirse en el momento.

▸ **Congelar el pescado** al menos 24 horas antes de consumirlo crudo o poco hecho (prevención del Anisakis).

6.7 MARCO LEGAL Y FORMATIVO EN HIGIENE ALIMENTARIA: CARNÉ DE MANIPULADOR DE ALIMENTOS Y GUÍAS DE BUENAS PRÁCTICAS SANITARIAS APLICABLES

El ámbito de la higiene alimentaria está regulado legalmente para proteger la salud pública. Aunque en el entorno doméstico no se exige cumplir todos los requisitos aplicables al sector profesional, es útil conocer el **marco legal vigente**, ya que **cuidadores y personal de atención domiciliaria** manipulan alimentos de forma habitual y deberían aplicar **buenas prácticas basadas en la normativa sanitaria**.

En España y la Unión Europea, la **Regulación (CE) Nº 852/2004 del Parlamento Europeo y del Consejo**, relativa a la higiene de los productos alimenticios, establece los principios básicos que deben seguir los manipuladores de alimentos.

Esta normativa se aplica de forma **obligatoria en el sector alimentario profesional**, pero sus recomendaciones son extensibles a contextos domiciliarios donde se preparan alimentos para personas vulnerables.

El **carné de manipulador de alimentos** certifica que una persona ha recibido formación específica sobre:

- Riesgos microbiológicos y físicos en la cocina.
- Higiene personal y de instalaciones.
- Conservación, almacenamiento y transporte de alimentos.
- Limpieza, desinfección y prevención de contaminaciones.
- Enfermedades de transmisión alimentaria.

En atención domiciliaria, aunque no es legalmente obligatorio en todos los casos, disponer de esta formación es **altamente recomendable**, especialmente si se trabaja profesionalmente en cuidados asistenciales.

El Ministerio de Sanidad y otras entidades públicas han desarrollado **guías de buenas prácticas de higiene** para:

- Centros sociosanitarios.
- Servicios de ayuda a domicilio.
- Cocinas colectivas.

Estas guías recogen recomendaciones aplicables al entorno doméstico como:

- Separación de áreas y materiales según tipo de alimento.
- Protocolos de limpieza y desinfección.
- Control de temperaturas y fechas.
- Procedimientos ante síntomas de infección alimentaria.

Tener conocimientos sólidos en higiene alimentaria previene enfermedades graves y **consolida la profesionalidad del cuidador/a domiciliario/a**. La prevención de toxiinfecciones, la correcta aplicación de normativas higiénico-sanitarias y la formación continua en esta materia son pilares esenciales para garantizar la seguridad alimentaria de las personas dependientes, que por su situación son especialmente susceptibles ante cualquier negligencia.

Autoevaluación de la sección

Reflexiona sobre la importancia de incluir a la persona dependiente y su entorno familiar en la planificación del plan de trabajo diario. ¿Qué beneficios puede tener para su bienestar emocional y funcional? ¿Qué riesgos se derivan de excluirlos del proceso?

Imagina que atiendes a una persona mayor con movilidad reducida que vive sola. ¿Qué información necesitas recopilar para diseñar un plan de trabajo eficaz? Enumera al menos cinco aspectos clave y justifica por qué son relevantes.

Observa el siguiente caso: una familia con una persona dependiente dispone de 1.200 € mensuales de ingresos. Tras cubrir gastos fijos (alquiler, suministros, medicación), les quedan 400 € para alimentación, higiene y emergencias. Diseña un esquema orientativo de distribución de ese presupuesto, explicando cómo priorizarías los distintos gastos.

¿Qué técnicas conoces para reducir gastos sin comprometer la calidad de vida del usuario? Enumera al menos tres y explica en qué consisten.

Explica por qué es importante planificar el menú semanal antes de elaborar la lista de la compra. ¿Qué consecuencias podría tener no hacerlo en un hogar con una persona dependiente con dieta especial?

Analiza este menú: se incluyen tres platos fritos, embutidos en todas las cenas y postres industriales cinco veces por semana. ¿Cómo adaptarías este menú a uno más saludable para una persona con hipertensión? Justifica tus propuestas.

En un hogar donde se atiende a una persona con movilidad reducida, se detecta que la compra se realiza en un solo supermercado alejado, y que a menudo hay productos frescos en mal estado por mala conservación. ¿Qué recomendaciones harías para mejorar la planificación y conservación de los alimentos en ese entorno?

Explica la diferencia entre refrigeración, congelación y despensa. ¿Qué tipos de alimentos conviene almacenar en cada uno de estos espacios? Indica ejemplos concretos.

Imagina que debes preparar una comida para una persona con colesterol elevado y dificultad para masticar. ¿Qué técnica de cocinado elegirías y por qué? ¿Qué alimentos evitarías incluir en la receta?

Haz una lista de cinco utensilios básicos de cocina que consideres imprescindibles para cocinar en un domicilio con personas dependientes, y explica su utilidad en la elaboración de platos saludables.

Describe una situación doméstica en la que puede producirse contaminación cruzada. ¿Qué medidas preventivas aplicarías para evitarla durante la preparación de alimentos?

Se ha producido una intoxicación alimentaria tras consumir pescado mal conservado. Enumera posibles fallos que podrían haber ocurrido en su manipulación o almacenamiento. ¿Qué consecuencias puede tener esto para una persona inmunodeprimida?

Parte 2

Mantenimiento, limpieza y organización del domicilio de personas dependiente

7

Aplicación de técnicas de limpieza del hogar

La limpieza del hogar es una actividad esencial para garantizar un entorno **saludable, seguro y confortable**, especialmente en aquellos domicilios donde residen **personas dependientes**. La acumulación de suciedad, polvo, microorganismos o humedad puede favorecer la aparición de enfermedades respiratorias, infecciones o caídas. Por ello, la limpieza no solo debe abordarse desde un punto de vista estético, sino también **sanitario y preventivo**. Aplicar correctamente las técnicas de limpieza implica conocer los **productos adecuados**, su uso correcto y los **protocolos de limpieza adaptados** al estado físico y necesidades del usuario.

7.1 PRODUCTOS DE LIMPIEZA COMUNES: TIPOS (DETERGENTES, DESINFECTANTES, ABRILLANTADORES, ETC.), LECTURA DE SUS ETIQUETAS Y PRECAUCIONES DE USO

El uso adecuado de los productos de limpieza es fundamental para lograr una limpieza eficaz sin poner en riesgo la salud del usuario o del cuidador. Un **producto mal empleado** puede resultar tóxico, provocar alergias o dañar superficies. Por tanto, es indispensable conocer sus tipos, interpretar correctamente sus etiquetas y aplicar medidas de seguridad básicas.

¿Cuáles son los tipos de productos de limpieza comunes?

Tipo de producto	Uso habitual	Ejemplos
Detergentes	Eliminar suciedad, grasa y residuos visibles	Detergente lavavajillas, multiusos, jabón neutro
Desinfectantes	Eliminar o reducir microorganismos patógenos	Lejía, amonios cuaternarios, alcohol sanitario
Limpiadores abrasivos	Limpiar manchas resistentes o incrustadas	Cremas para vitrocerámica, limpiahornos
Abrillantadores	Dejar superficies brillantes, sin marcas ni velos	Limpiacristales, productos para suelos
Ambientadores	Neutralizar o enmascarar olores	En spray, eléctricos, en gel
Desengrasantes	Eliminar grasa acumulada en cocina, horno o campana extractora	Limpiadores de cocina concentrados
Antical	Disolver cal en superficies expuestas al agua	Limpia baños, productos para grifos y duchas

La elección del producto dependerá del tipo de superficie, del grado de suciedad y del objetivo (limpiar, desinfectar, desengrasar, etc.).

Saber interpretar la etiqueta de un producto de limpieza permite **utilizarlo de forma segura y eficaz**, evitando errores o exposiciones innecesarias.

Los elementos principales de la etiqueta son:

1. **Nombre del producto y fabricante.**

2. **Composición química**: ingredientes activos, perfumes, colorantes.

3. **Modo de uso**: dosis, forma de aplicación, tiempo de contacto.

4. **Pictogramas de seguridad**: corrosivo, inflamable, irritante, peligro ambiental...

5. **Advertencias específicas**: *"No mezclar con lejía"*, *"Mantener fuera del alcance de los niños"*.

6. **Instrucciones de almacenamiento**: lugar seco, alejado del calor, cerrado correctamente.

Ejemplo

Un desinfectante con base de hipoclorito de sodio (lejía) indicará que no debe mezclarse con productos ácidos como vinagre o limpiadores antical, ya que puede liberar gases tóxicos (cloro).

Para proteger tanto a la persona dependiente como al cuidador, deben observarse ciertas medidas de seguridad en el manejo de productos de limpieza.

Algunas precauciones generales son:

▼ **Ventilar bien los espacios** mientras se limpian.

▼ **Utilizar guantes** para proteger la piel, especialmente con productos irritantes o desinfectantes.

▼ **No mezclar productos** salvo que lo indique expresamente el fabricante.

▼ **Almacenar los productos en alto y fuera del alcance** de personas con deterioro cognitivo o niños.

▼ **Respetar siempre la dosis recomendada**. Más producto no implica más limpieza, y sí mayor riesgo.

▼ **Evitar inhalar vapores directamente**, especialmente en baños o cocinas cerradas.

▼ No reutilizar envases vacíos para otros fines.

Producto	Uso principal	Precaución específica
Lejía (hipoclorito)	Desinfección de superficies	No mezclar con ácidos; usar con guantes
Limpiador multiusos	Limpieza general	No aplicar sobre alimentos o utensilios de cocina
Desengrasante	Cocina, campana	Evitar el contacto con piel y ojos
Antical	Baños, grifos	Usar en zonas ventiladas; no aplicar sobre mármol
Alcohol sanitario	Desinfección rápida	Inflamable; mantener alejado de fuentes de calor
Abrillantador suelos	Brillo superficial	Evitar aplicar sobre suelos resbaladizos

7.2 TÉCNICAS GENERALES DE LIMPIEZA Y DESINFECCIÓN: BARRER, FREGAR, DESEMPOLVAR, VENTILAR LAS ESTANCIAS

Las **técnicas generales de limpieza** constituyen el conjunto de procedimientos básicos que permiten mantener las estancias del domicilio en condiciones adecuadas de **higiene, orden y seguridad**. Cuando se trata de un hogar donde vive una persona dependiente, estas técnicas deben aplicarse de forma regular, meticulosa y adaptada, priorizando la **prevención de infecciones, alergias, caídas y molestias respiratorias**.

Cada tarea tiene un objetivo específico y debe realizarse en el **orden correcto**, evitando la dispersión de polvo o suciedad de una zona limpia a otra.

7.2.1 Barrido

El barrido consiste en eliminar **polvo, migas, cabellos y partículas visibles** del suelo mediante escoba, cepillo o mopa seca.

Los tipos son:

- ► **Barrido en seco tradicional**: con escoba y recogedor.
- ► **Barrido con mopa**: más eficaz para recoger polvo fino sin levantarlo.
- ► **Barrido húmedo**: mopa ligeramente humedecida para suelos delicados (parqué).

Se debe:

- ► Barrer **desde el fondo hacia la puerta**, siguiendo un recorrido lineal.
- ► Evitar movimientos bruscos que levanten el polvo.
- ► No olvidar rincones, debajo de camas y muebles.
- ► Usar recogedor con mango largo para evitar posturas forzadas.

En hogares con personas con alergias o problemas respiratorios, se recomienda el uso de mopas o aspiradores con filtro HEPA en lugar de escoba.

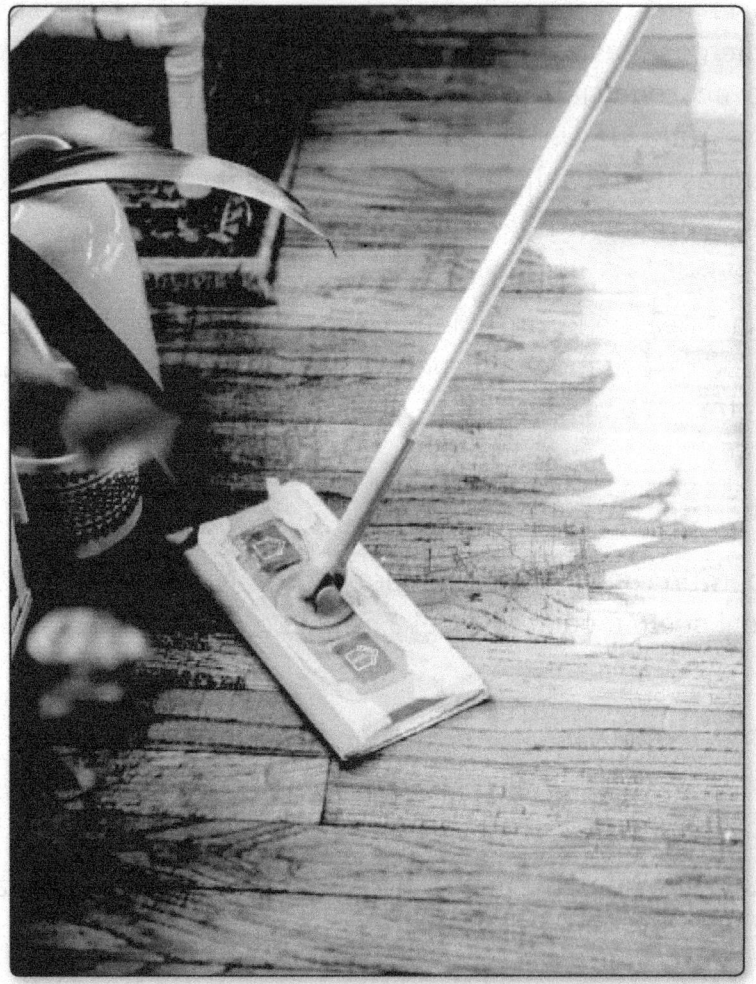

7.2.2 Fregado

El fregado permite eliminar suciedad adherida, manchas y restos líquidos del suelo, además de aplicar **productos desinfectantes** si se desea higienizar la superficie.

Los pasos son:

1. Preparar el cubo con **agua caliente** y producto limpiador adecuado.

2. Escurrir bien la fregona para evitar exceso de humedad.

3. Fregar por zonas, respetando el **orden del barrido**.

4. Cambiar el agua cuando esté sucia o al cambiar de habitación.

Con respecto a la frecuencia:

▶ **Diaria o interdiaria** en cocina y baño.

▶ **Semanal o quincenal** en habitaciones, pasillos y salones.

Recuerda

No pisar inmediatamente el suelo mojado. En el caso de personas dependientes, advertir o señalizar para evitar caídas.

7.2.3 Desempolvado

El desempolvado consiste en eliminar el **polvo acumulado en superficies**, evitando su dispersión en el ambiente, que podría afectar la salud respiratoria del usuario.

Las herramientas pueden ser:

▶ Paños de microfibra (preferentemente húmedos o ligeramente impregnados).

▶ Plumero electrostático para zonas altas o delicadas.

▶ Aspiradores con boquillas especiales para muebles, cortinas o radiadores.

Con respecto a las zonas a limpiar, destacan:

▸ Estanterías, mesas, marcos, interruptores, aparatos electrónicos.

▸ Superficies detrás de muebles, ventiladores y lámparas.

▸ Rejillas de ventilación y persianas.

Se debe:

▸ Empezar siempre por las zonas más altas y avanzar hacia las bajas.

▸ Evitar trapos secos que levantan el polvo.

▸ Realizar una limpieza más profunda al menos una vez al mes en zonas de difícil acceso.

Es importante recordar que el polvo puede transportar ácaros, esporas y residuos que provocan alergias o empeoran patologías respiratorias.

7.2.4 Ventilación de estancias

Ventilar es una acción tan sencilla como fundamental para **renovar el aire interior**, reducir la humedad, eliminar olores y evitar la acumulación de agentes patógenos en espacios cerrados.

¿Cómo ventilar correctamente?

▸ **Abrir ventanas o balcones** al menos dos veces al día (mañana y tarde).

▸ Mantener abiertas durante **10-15 minutos**, incluso en invierno.

▸ Crear **corrientes de aire cruzado** abriendo ventanas en extremos opuestos.

▸ Ventilar especialmente tras el baño, al cocinar, al despertar o después de usar productos de limpieza.

Con respecto a la ventilación en habitaciones de personas dependientes, es importante lo siguiente:

- Asegurarse de que no haya **corrientes directas** sobre la persona.
- Controlar la temperatura ambiente para evitar enfriamientos.
- Usar **extractores o ventiladores de techo** en estancias sin ventanas.

Técnica	Objetivo	Herramientas recomendadas	Frecuencia sugerida
Barrer	Eliminar residuos sólidos del suelo	Escoba, mopa seca, recogedor	Diario o según suciedad
Fregar	Limpiar manchas, aplicar desinfectante	Cubo, fregona, detergente	Diario en zonas críticas
Desempolvar	Quitar polvo de superficies	Paño húmedo, plumero, aspirador	Semanal o según acumulación
Ventilar	Renovar el aire, reducir humedad	Ventanas abiertas, ventiladores, extractores	2 veces al día

7.3 LIMPIEZA DE DORMITORIOS Y ZONAS DE ESTAR: HACER CAMAS, ORDEN DE ARMARIOS, LIMPIEZA DE MUEBLES Y ELEMENTOS DECORATIVOS

Los **dormitorios y zonas de estar** son espacios clave para el bienestar físico y emocional de las personas dependientes, ya que en muchos casos pasan en ellos la mayor parte del tiempo. Mantener estas estancias **ordenadas, limpias y ventiladas** contribuye a una buena calidad del ambiente y previene riesgos como caídas, infecciones respiratorias o alergias. La limpieza en estos espacios requiere **sistematicidad, atención al detalle y respeto por las pertenencias personales** del usuario.

7.3.1 Hacer la cama

Hacer la cama correctamente es una tarea diaria que aporta **confort, higiene y dignidad** a la persona dependiente. En casos de movilidad reducida o encamamiento, puede formar parte de una rutina de cuidados más compleja.

Los pasos generales son:

1. Retirar las sábanas y sacudirlas al aire (si no están sucias).

2. Revisar si deben cambiarse por presencia de sudor, manchas o restos biológicos.

3. Colocar la sábana bajera bien estirada para evitar arrugas incómodas.

4. Extender la sábana superior y la manta o colcha en orden.

5. Colocar las almohadas sacudidas y ventiladas.

6. En usuarios encamados, realizar el cambio de sábanas en cama articulada, por mitades, y sin mover bruscamente al usuario.

Con respecto a la frecuencia recomendada:

▸ **Cambio completo de sábanas:** 1 o 2 veces por semana (o siempre que estén sucias).

▸ **Aireado y estirado diario:** cada mañana.

7.3.2 Orden de armarios y cajones

Un armario ordenado facilita la autonomía de la persona dependiente, evita pérdidas de tiempo y permite detectar ropa o productos en mal estado.

Algunas recomendaciones son:

▼ Clasificar la ropa por tipo y uso (ropa interior, pijamas, ropa de diario, exterior...).

▼ Utilizar cajas o separadores para organizar cajones.

▼ Revisar la ropa en mal estado o que no se utiliza.

▼ Evitar sobrecargar baldas o cajones para facilitar el acceso.

▼ Etiquetar compartimentos si el usuario tiene dificultades cognitivas.

Para la limpieza interior, se puede:

▼ Vaciar completamente el contenido 2 o 3 veces al año.

▼ Limpiar el interior con un **paño húmedo y producto neutro**.

▼ Secar bien antes de volver a colocar la ropa.

▼ Añadir bolsas antihumedad o saquitos de olor naturales (lavanda, por ejemplo).

7.3.3 Limpieza de muebles y zonas de uso frecuente

Los muebles deben limpiarse con regularidad para eliminar polvo, manchas o restos de comida, especialmente en zonas donde la persona dependiente come, pasa tiempo o se apoya.

Las superficies a tener en cuenta son:

▼ Mesitas, sillas, reposabrazos, respaldos, mesas auxiliares.

▼ Superficies de armarios, estanterías, escritorios, pasamanos.

▼ Muebles bajos y rodapiés (accesibles a mascotas o a la vista del usuario).

El procedimiento se basa en:

1. Utilizar **paños de microfibra húmedos**, preferiblemente con agua tibia y producto neutro.

2. Secar después si es una superficie delicada (madera natural, por ejemplo).

3. En muebles de cocina o mesas, aplicar también **producto desinfectante alimentario** si hay restos orgánicos.

No se recomienda el uso de trapos secos, ya que levantan el polvo y lo dispersan.

7.3.4 Limpieza de elementos decorativos

Los objetos decorativos pueden acumular polvo y ser focos de ácaros o suciedad si no se limpian regularmente.

Los elementos a considerar son:

▸ Marcos de fotos, figuras, jarrones, relojes, objetos de cerámica o cristal.

▸ Cortinas, cojines decorativos, alfombras y tapizados.

Algunas recomendaciones son:

▸ Limpiar **figuras y marcos** con paño seco o ligeramente humedecido, según el material.

▸ **Lavar cortinas y cojines** según las instrucciones del fabricante (generalmente cada 3 meses).

▸ Aspirar tapicerías y alfombras semanalmente con **filtro HEPA** si hay alergias.

▸ Evitar acumulaciones excesivas de objetos decorativos si dificultan la limpieza o generan desorden visual.

A continuación, se expone un resumen de tareas y frecuencia:

Tarea	Frecuencia recomendada	Observaciones
Hacer la cama	Diario	Cambio de sábanas 1–2 veces/semana
Ventilar dormitorio	2 veces al día	Especialmente al despertar
Ordenar armarios y cajones	Revisión mensual	Limpieza interna 2–3 veces/año
Limpiar muebles (mesas, estanterías)	Semanal	Uso de productos neutros
Limpiar elementos decorativos	Quincenal o mensual	Depende del tipo de objeto y nivel de polvo
Aspirar alfombras o tapicerías	Semanal	Uso recomendado de aspirador con filtro HEPA

7.4 LIMPIEZA DE COCINA Y BAÑOS: SANEAMIENTO DE ÁREAS CRÍTICAS (ENCIMERAS, INODORO, DUCHA) Y ELIMINACIÓN DE SUCIEDAD RESISTENTE (CAL, GRASA)

La **cocina y el baño** son las zonas del domicilio con mayor riesgo higiénico, ya que en ellas se concentran restos orgánicos, humedad y alta carga bacteriana. En hogares con personas dependientes, mantener estas estancias en perfecto estado de limpieza y desinfección es **prioritario** para evitar infecciones gastrointestinales, respiratorias o dérmicas.

7.4.1 Limpieza de la cocina: zonas críticas

Destacan como zonas críticas:

1. **Encimeras:**

   - Limpiar después de cada uso con detergente neutro o producto desengrasante.
   - Desinfectar al menos una vez al día si se manipulan alimentos crudos.
   - Secar bien para evitar humedades persistentes.

2. **Fregadero:**

   - Lavar con estropajo y jabón diariamente.
   - Usar desinfectante semanalmente (por ejemplo, con lejía diluida).
   - No dejar bayetas húmedas acumuladas; cambiarlas frecuentemente.

3. **Electrodomésticos:**

   - Limpiar superficies externas a diario.
   - Interior del microondas: limpiar semanalmente con agua y vinagre.
   - Campana extractora: desengrasar filtros cada 15 días.

4. **Azulejos y juntas:**

   - Eliminar grasa y salpicaduras con limpiadores desengrasantes.
   - Usar cepillos o esponjas duras para las juntas sucias.

Recuerda

No mezclar desengrasantes con productos clorados. Ventilar la estancia durante y después de la limpieza.

7.4.2 Limpieza del baño: zonas críticas

En este caso, las zonas críticas son:

1. **Inodoro:**

   - Limpiar con escobilla y limpiador desinfectante cada día.
   - Aplicar producto antical y desinfectante en el borde interno 1–2 veces por semana.
   - Limpiar el exterior (cisterna, tapa, base) con paño desechable.

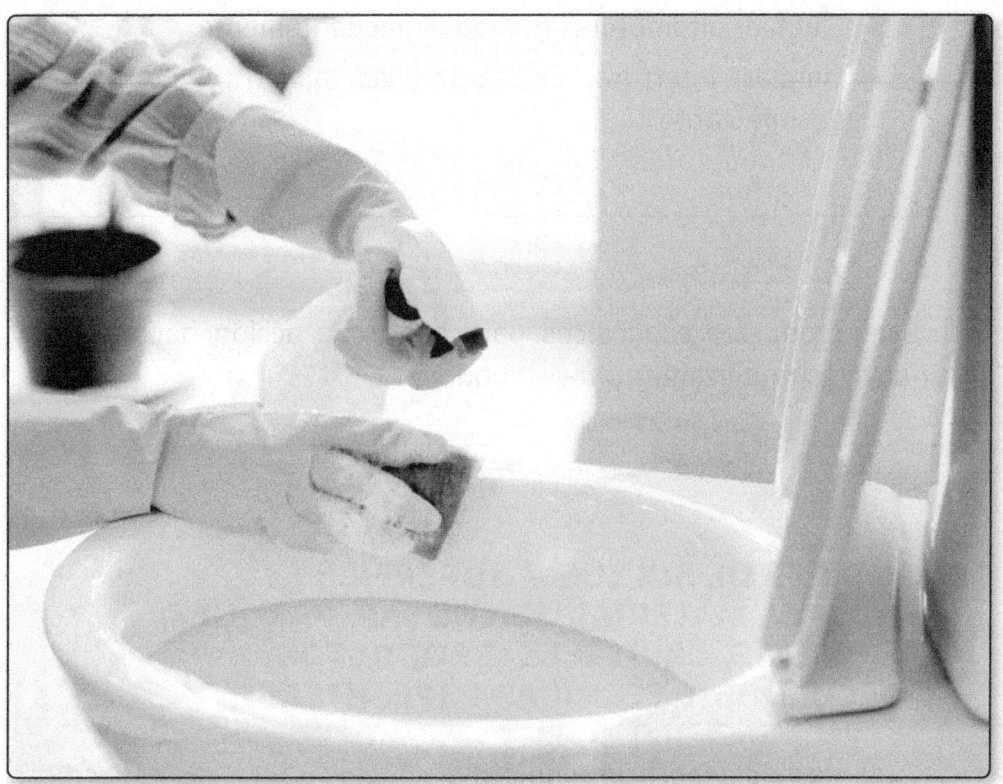

2. **Lavabo y grifería:**

   - Lavar con jabón o limpiador neutro a diario.
   - Aplicar antical 1 vez por semana.
   - Secar después de cada limpieza para evitar manchas de agua.

3. **Ducha o bañera:**

- Frotar con desengrasante y antical para eliminar restos de jabón.

- Limpiar mamparas con limpiacristales y pasar escobilla de goma.

- En duchas con silla, revisar acumulación de suciedad debajo de la base.

4. **Accesorios y suelos:**

- Cambiar alfombrillas húmedas frecuentemente.

- Limpiar interruptores, barras de apoyo y pomos con desinfectante.

Recuerda

Usar productos específicos para baño con acción bactericida, y evitar bayetas reutilizables para el inodoro.

7.5 LIMPIEZA DE SUELOS Y SUPERFICIES SEGÚN EL MATERIAL: BALDOSAS, PARQUET, MOQUETAS, CRISTALES (PRODUCTOS ADECUADOS Y TÉCNICAS ESPECÍFICAS)

Cada tipo de superficie requiere **productos y técnicas específicos** para evitar su deterioro, maximizar su durabilidad y asegurar una limpieza adecuada. Aplicar el producto incorrecto o emplear una técnica abrasiva puede dañar el material y comprometer la seguridad del entorno.

1. **Baldosas cerámicas (suelos y paredes):**

   - **Productos recomendados:** detergente neutro, fregasuelos universal o limpiador multiusos.

   - **Técnica:** barrer o aspirar primero; fregar con fregona escurrida.

   - **Frecuencia:** diaria en cocina y baño; semanal en otras estancias.

   - **Precaución:** evitar productos excesivamente ácidos que dañen las juntas.

2. **Parquet y suelos de madera:**

   - **Productos recomendados:** limpiadores específicos para parquet, sin base acuosa excesiva.

   - **Técnica:** barrido con mopa o aspirador; fregado solo con mopa bien escurrida.

   - **Frecuencia:** semanal o más según tránsito.

   - **Precaución:** no aplicar agua en exceso ni productos abrasivos. Secar inmediatamente si se derrama líquido.

3. **Moquetas y alfombras:**

   - **Productos recomendados:** aspiradora con filtro HEPA; en limpieza profunda, espuma seca o máquina de inyección-extracción.

   - **Técnica:** aspirar 2–3 veces por semana; limpieza profunda cada 2–3 meses.

   - **Precaución:** evitar humedad prolongada que favorezca moho o ácaros.

Nota

En hogares con personas alérgicas o con problemas respiratorios, se recomienda reducir el uso de moquetas y optar por suelos duros y lavables.

4. **Cristales:**

- **Productos recomendados:** limpiacristales con alcohol o vinagre blanco diluido.

- **Técnica:** aplicar con pulverizador y secar con paño de microfibra o escobilla de goma.

- **Frecuencia:** mensual o quincenal.

- **Precaución:** no limpiar bajo luz solar directa para evitar marcas; evitar productos grasos que dejen residuos.

Superficie	Producto adecuado	Técnica recomendada	Precaución
Baldosas	Fregasuelos neutro o multiusos	Fregar tras barrer	No usar limpiadores muy ácidos
Parquet	Limpiador específico de madera	Mopa húmeda muy escurrida	Evitar exceso de agua
Moqueta/ alfombra	Aspirador + espuma en seco	Aspirado frecuente + limpieza profunda	Evitar exceso de humedad
Cristales	Limpiacristales o vinagre diluido	Spray + paño de microfibra o escobilla	No limpiar a pleno sol

7.6 LIMPIEZA DE ENSERES Y MOBILIARIO DEL HOGAR: ELECTRODOMÉSTICOS, VENTANAS, PERSIANAS, CORTINAS Y OTROS TEXTILES DOMÉSTICOS

La limpieza de los **enseres y el mobiliario del hogar** requieren una atención periódica y específica para mantener tanto una buena imagen general de la vivienda, como un entorno **funcional y libre de agentes contaminantes**. En domicilios con personas dependientes, estos elementos suelen estar en **contacto frecuente** con el usuario, por lo que su correcta higiene es clave para evitar infecciones, alergias o contaminación cruzada.

7.6.1 Electrodomésticos

Los electrodomésticos deben mantenerse limpios y en buen estado para asegurar un uso seguro y eficiente.

Con respecto a la frecuencia y técnica recomendadas:

- **Frigorífico:** limpieza mensual interior con agua y vinagre; evitar acumulación de escarcha y revisar fechas de alimentos.

- **Microondas:** limpieza semanal o tras cada uso; calentar agua con limón o vinagre facilita la limpieza del interior.

- **Horno:** limpieza con productos específicos tras usos intensos; evitar acumulación de grasa.

- **Lavadora y lavavajillas:** limpieza de filtros mensualmente y un ciclo vacío con vinagre o desinfectante cada 1–2 meses.

- **Pequeños aparatos (tostadora, batidora, cafetera):** limpieza inmediata tras su uso y revisión de piezas desmontables.

Es imprescindible desenchufar siempre antes de limpiar y no aplicar productos líquidos directamente sobre componentes eléctricos.

7.6.2 Ventanas y persianas

El polvo, el humo o la contaminación del aire afectan al estado de ventanas y persianas, y su limpieza mejora la entrada de luz y el confort visual.

a) **Ventanas:**

- Limpiar con limpiacristales o mezcla de agua con vinagre.
- Utilizar paños de microfibra o escobilla de goma.
- Limpiar por dentro y por fuera si es accesible.

b) **Persianas:**

- Aspirar primero si hay mucho polvo.
- Limpiar con bayeta húmeda y jabón neutro o producto multiusos.
- Para persianas exteriores, si es necesario, utilizar manguera (si la ubicación lo permite).

7.6.3 Cortinas y textiles del hogar

Los textiles domésticos (cortinas, cojines, mantas, fundas de sofá...) acumulan polvo, ácaros y olores. En personas con alergias, su correcta limpieza es especialmente importante.

Algunas recomendaciones son:

- **Cortinas:** lavar cada 2–3 meses según el material. Utilizar lavadora con programa delicado si son textiles lavables.
- **Cojines y fundas:** aspirar semanalmente y lavar según uso (mínimo una vez al mes).
- **Mantas y cubrecamas:** lavado estacional (cambio de estación) o con más frecuencia si hay animales.
- **Alfombras y moquetas:** aspirado semanal, limpieza profunda cada 3–6 meses.

Resulta importante evitar ambientadores intensos o productos perfumados en exceso, ya que pueden provocar molestias respiratorias o irritaciones.

7.7 LIMPIEZA DE APARATOS Y AYUDAS TÉCNICAS PARA EL CUIDADO DEL DEPENDIENTE (SILLAS DE RUEDAS, CAMAS ARTICULADAS, ANDADORES, PRÓTESIS)

Los **aparatos de apoyo y ayudas técnicas** que se utilizan en la atención domiciliaria deben mantenerse en condiciones óptimas de limpieza e higiene, ya que están en **contacto directo y continuado con el cuerpo de la persona dependiente**. Su descuido puede provocar **infecciones cutáneas, malos olores, acumulación de suciedad o incluso un mal funcionamiento mecánico**.

7.7.1 Sillas de ruedas

La limpieza recomendada se divide en:

▼ **Estructura metálica:** pasar un paño húmedo con detergente neutro 1–2 veces por semana.

▼ **Ruedas:** eliminar tierra, pelos o residuos de la calle. Verificar el estado de los frenos.

▼ **Asiento y respaldo:** si son textiles, aspirar o limpiar con un paño humedecido con desinfectante suave. Si son de vinilo o material plástico, se pueden desinfectar con soluciones diluidas.

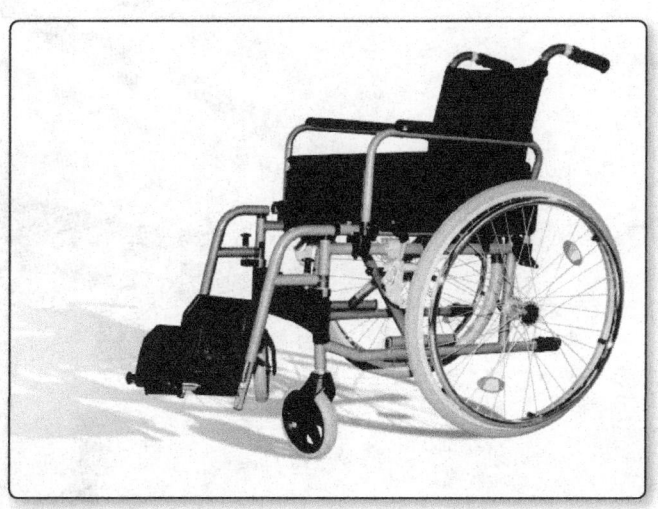

Importante

En caso de úlceras por presión, usar fundas lavables y mantener la superficie perfectamente seca y limpia.

7.7.2 Camas articuladas

El mantenimiento básico se basa en:

- ▼ **Estructura y motor:** limpiar con paño seco o ligeramente humedecido (sin empapar para no dañar el motor).

- ▼ **Barandillas, mandos y elementos de sujeción:** desinfectar regularmente con toallitas o solución desinfectante.

- ▼ **Colchón:** aspirar y ventilar. Usar fundas impermeables lavables para protegerlo de líquidos.

- ▼ **Ruedas (si las tiene):** mantener limpias para evitar atascos y facilitar la movilidad.

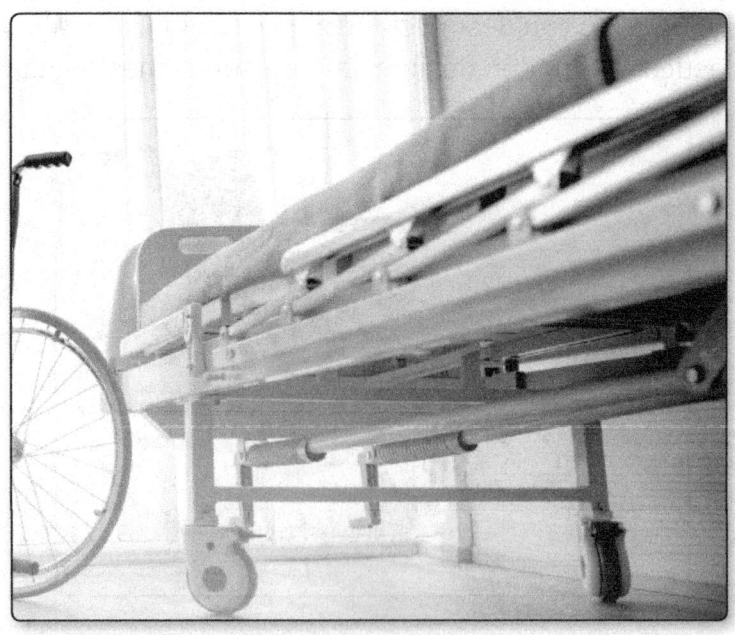

7.7.3 Andadores, bastones y grúas domiciliarias

Con respecto a la revisión y limpieza, se debe:

▶ Pasar paño húmedo con detergente suave una vez por semana.

▶ Revisar que las gomas antideslizantes estén en buen estado.

▶ Verificar uniones, tornillos y puntos de apoyo para prevenir accidentes.

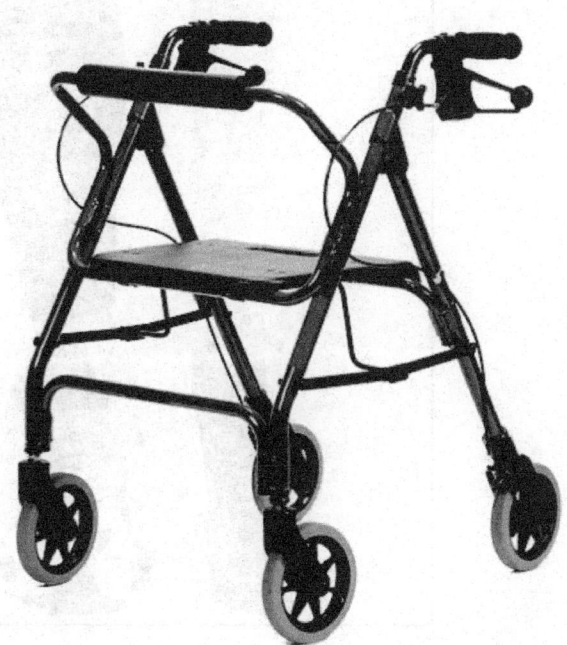

7.7.4 Prótesis, ortesis y productos de apoyo corporal

Los cuidados básicos son:

▶ Limpiar las superficies externas con jabón neutro y agua templada.

▶ Secar completamente antes de volver a colocar.

▰ No usar alcohol, lejía ni productos agresivos, salvo recomendación sanitaria.

▰ En caso de contacto con heridas o apósitos, seguir las indicaciones del personal médico.

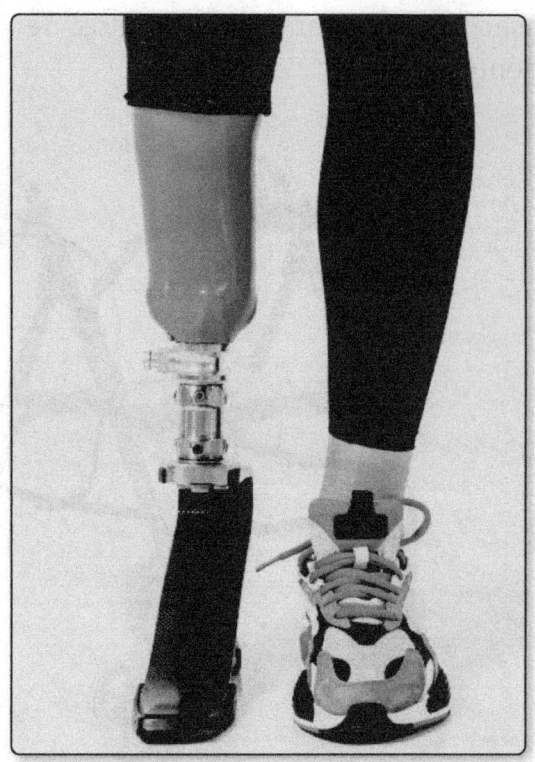

Importante

La limpieza debe realizarse siempre con el consentimiento del usuario y respetando su intimidad.

Elemento	Frecuencia recomendada	Producto aconsejado
Silla de ruedas	Semanal	Jabón neutro + desinfectante suave
Cama articulada	Semanal / mensual (motor)	Paño húmedo, solución desinfectante
Andadores y bastones	Semanal	Paño con detergente neutro
Prótesis y ortesis	Después de cada uso (si procede)	Jabón neutro y secado completo

7.8 ORGANIZACIÓN DE LAS TAREAS DE LIMPIEZA: PLANIFICACIÓN DIARIA, SEMANAL Y MENSUAL DE LAS LABORES DEL HOGAR

Una correcta **organización de las tareas de limpieza** permite mantener el hogar en condiciones higiénicas óptimas, evitando acumulación de suciedad y desgaste del entorno. Esta planificación cobra especial relevancia en el cuidado de personas dependientes, ya que un entorno limpio, ordenado y predecible influye directamente en su **bienestar físico y emocional**, y contribuye a **prevenir infecciones, caídas y estrés**.

Organizar las tareas por su **frecuencia de ejecución** ayuda a distribuir la carga de trabajo, evitar olvidos y garantizar que todas las zonas del hogar reciben la atención necesaria.

7.8.1 Tareas diarias

Deben realizarse cada día para mantener la limpieza básica del entorno y evitar acumulación de suciedad o malos olores.

- Ventilar todas las estancias.
- Hacer las camas.
- Barrer o aspirar zonas de uso frecuente (pasillos, cocina, baño).
- Limpiar encimeras, fregadero y utensilios de cocina.
- Retirar la basura.
- Limpiar el inodoro (con escobilla y producto).
- Revisar la ropa sucia y poner lavadoras si es necesario.

7.8.2 Tareas semanales

Permiten mantener en profundidad el orden y la higiene del hogar, sin necesidad de intervenir diariamente.

- Fregar suelos en todas las estancias.
- Limpiar a fondo el baño (lavabo, ducha, azulejos).
- Limpiar polvo de muebles y estanterías.
- Cambiar sábanas y toallas.
- Aspirar alfombras, moquetas o tapicerías.
- Limpiar puertas, interruptores y mandos a distancia.
- Limpiar electrodomésticos de uso frecuente (microondas, vitrocerámica...).

7.8.3 Tareas mensuales o periódicas

Tareas de mantenimiento más profundas, que previenen el deterioro de mobiliario y elementos de uso habitual.

- Limpiar interior de armarios, cajones y despensa.
- Lavar cortinas, mantas o fundas de sofá.
- Desinfectar frigorífico y lavadora.
- Limpiar ventanas y persianas.
- Aspirar colchones y revisar colchón/cama articulada.
- Realizar limpieza profunda de ayudas técnicas (silla de ruedas, andador).

Se describe a continuación un ejemplo de tabla de planificación:

Frecuencia	Tareas principales
Diaria	Hacer camas, limpiar encimeras, baño (inodoro), barrer zonas comunes, sacar la basura.
Semanal	Fregar suelos, cambiar sábanas, limpiar baño completo, limpiar polvo y electrodomésticos.
Mensual	Limpiar ventanas y persianas, desinfectar frigorífico, lavar cortinas y mantas.

Nota

Usar un cuadro visible o agenda semanal con los días asignados a cada tarea facilita la organización, especialmente si participan varias personas en el hogar.

7.9 GESTIÓN DE RESIDUOS DOMÉSTICOS: SEPARACIÓN Y RECICLAJE DE BASURAS (PAPEL/CARTÓN, VIDRIO, ENVASES, ORGÁNICOS)

La gestión adecuada de los residuos generados en el hogar no solo es un acto de responsabilidad ambiental, sino también una cuestión de **higiene, salud y organización**. En domicilios donde reside una persona dependiente, una mala gestión de basuras puede acarrear **malos olores, atracción de plagas o proliferación de bacterias**, aumentando el riesgo de infecciones o molestias.

La separación de residuos en origen permite que los materiales reciclables sean gestionados de forma eficiente.

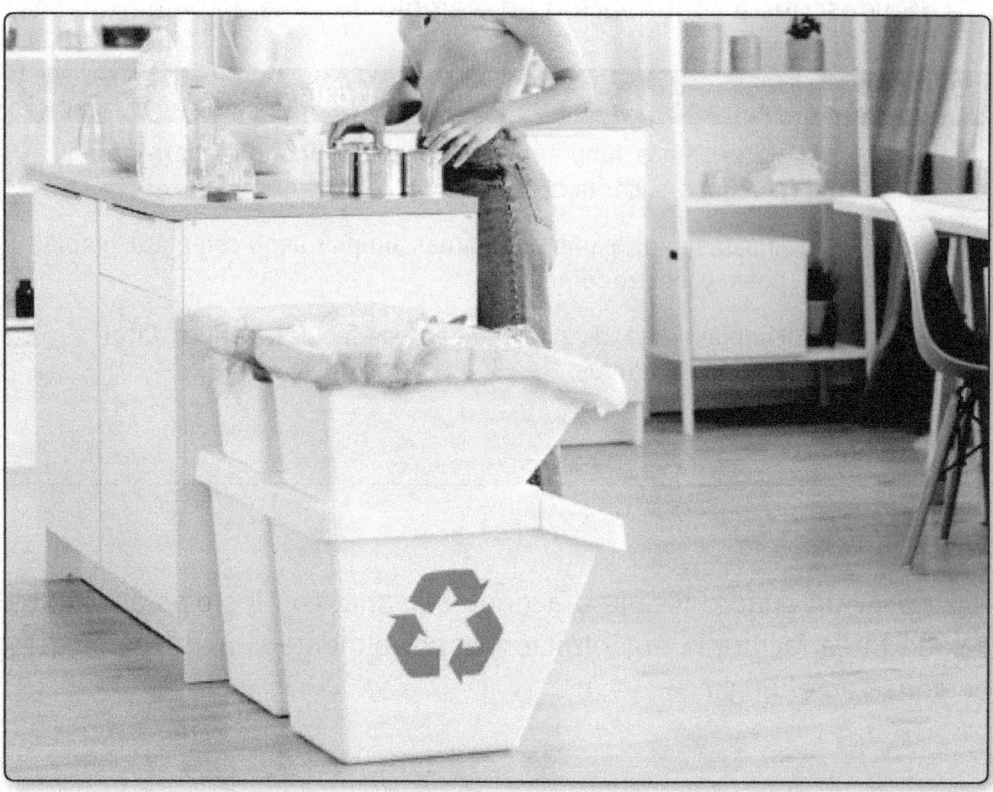

Tipo de residuo	Contenedor correspondiente	Ejemplos comunes
Papel y cartón	Azul	Periódicos, cajas, envases de cartón, sobres
Envases ligeros (plástico, latas, briks)	Amarillo	Botellas, latas, bolsas, tetrabriks
Vidrio	Verde	Botellas, tarros, frascos (sin tapón ni tapa)
Orgánico (cuando hay contenedor marrón)	Marrón	Restos de comida, posos de café, cáscaras de fruta
Resto (no reciclable)	Gris o verde oscuro	Colillas, pañales, polvo de barrer, cerámica rota

Con respecto a la gestión de residuos en el entorno domiciliario, se debe:

- Colocar **cubos de basura diferenciados** y bien identificados.
- Usar bolsas adecuadas en cada contenedor.
- Vaciar la basura **a diario**, especialmente si contiene residuos orgánicos.
- **Cerrar bien las bolsas** para evitar derrames y olores.
- Lavar los cubos semanalmente con desinfectante.
- No acumular papel higiénico usado o compresas fuera del cubo.
- En presencia de animales domésticos o personas encamadas, **vigilar la basura médica o higiénica**.

Algunos residuos requieren una gestión aparte por su peligrosidad o por no encajar en los contenedores habituales. Estos son:

- **Medicamentos caducados o sobrantes**: llevar al punto SIGRE de la farmacia.
- **Aceites usados de cocina**: guardar en un envase cerrado y llevar al punto limpio.
- **Baterías y pilas**: depositar en puntos específicos o centros de recogida.
- **Pequeños aparatos eléctricos o bombillas**: reciclar en el punto limpio o comercio autorizado.

7.10 ELIMINACIÓN SEGURA DE RESIDUOS ESPECIALES: TRATAMIENTO DE MEDICAMENTOS CADUCADOS, PILAS, PRODUCTOS QUÍMICOS Y OBJETOS PUNZANTES

En el entorno domiciliario, especialmente en hogares con personas dependientes, es habitual generar **residuos especiales** que no deben desecharse junto con la basura común debido a su **toxicidad, potencial contaminante o riesgo físico**. Una incorrecta eliminación de estos residuos puede suponer un **peligro para la salud**, provocar accidentes o contaminar el medio ambiente.

La gestión segura de estos elementos requiere **conocimiento, responsabilidad y acceso a los canales adecuados de recogida** establecidos por las autoridades sanitarias y medioambientales.

7.10.1 Medicamentos caducados o en desuso

Los medicamentos vencidos o que ya no se utilizan deben tratarse como residuos sanitarios potencialmente peligrosos.

¿Cómo gestionarlos?

- **No tirarlos nunca al inodoro, fregadero o basura común.**
- Llevarlos a un **punto SIGRE** (Sistema Integrado de Gestión y Recogida de Envases), ubicado en la mayoría de las farmacias españolas.
- Incluir tanto medicamentos como sus **envases, prospectos y blísteres**, aunque no estén vacíos.
- **Eliminar las cajas de cartón y el prospecto por separado** en el contenedor azul, si ya están vacíos y limpios.

7.10.2 Pilas y baterías

Contienen **metales pesados** como mercurio, cadmio o plomo, muy contaminantes si se filtran al suelo o al agua.

¿Cómo desecharlas?

- Nunca en el contenedor amarillo ni en la basura común.
- Depositar en los **contenedores específicos** para pilas, que se encuentran en:
  - Supermercados y grandes superficies.
  - Centros educativos o edificios públicos.
  - Puntos limpios municipales.

Las baterías de dispositivos médicos o audífonos también deben desecharse correctamente.

7.10.3 Productos químicos del hogar

Algunos productos de limpieza, pesticidas, pinturas, disolventes o aerosoles contienen **sustancias tóxicas, inflamables o corrosivas**.

Algunas precauciones son:

- Leer siempre las **etiquetas** para identificar peligros (corrosivo, tóxico, inflamable...).
- No mezclar residuos líquidos de distinto tipo.
- Conservar los productos **en sus envases originales** bien cerrados hasta su eliminación.
- Llevarlos a un **punto limpio** autorizado.
- Evitar almacenarlos cerca de alimentos o fuentes de calor.

Nunca se debe verter restos de productos químicos por el fregadero o inodoro.

7.10.4 Objetos punzantes o cortantes

Incluye agujas, jeringuillas, hojas de afeitar, cristales rotos, bisturís u otros elementos que puedan causar cortes o pinchazos.

Un procedimiento seguro se basa en:

- No desechar directamente en bolsas de basura doméstica.
- Utilizar **contenedores rígidos y resistentes** (preferentemente homologados), como los que se emplean para residuos sanitarios.
- Si no se dispone de uno, se puede usar una botella de plástico rígido, debidamente cerrada y etiquetada.
- Llevar al **centro de salud o punto limpio** autorizado.
- En ningún caso deben tirarse al contenedor de restos ni al amarillo.

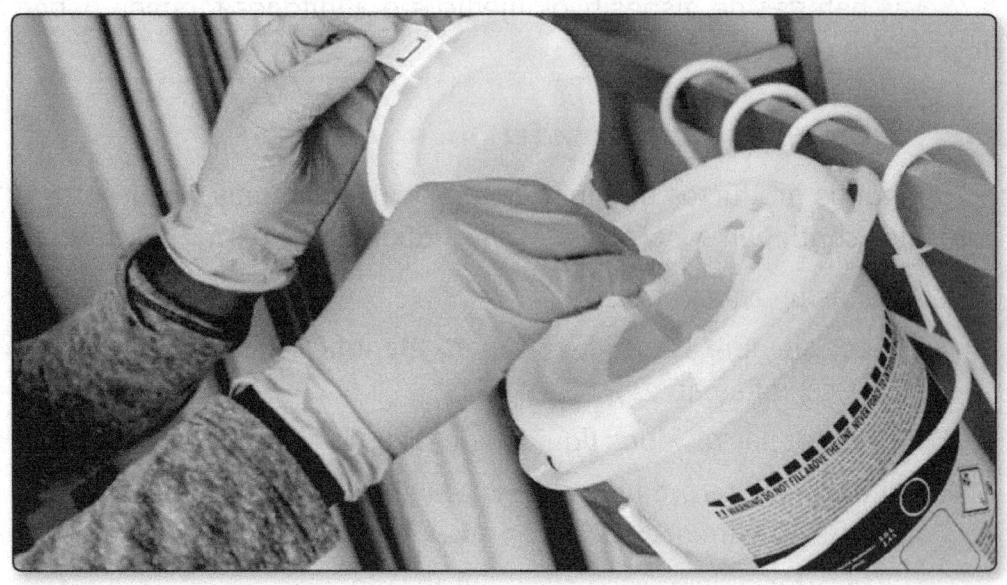

Ejemplo

En usuarios con diabetes u otras condiciones que requieren inyecciones, debe establecerse un protocolo doméstico para la recogida segura de estos residuos.

Tipo de residuo	Punto de entrega recomendado	Motivo
Medicamentos caducados	Farmacias (contenedor SIGRE)	Evitar contaminación y uso indebido
Pilas y baterías	Contenedor específico / punto limpio	Contienen metales pesados y son altamente tóxicas
Productos químicos del hogar	Punto limpio o gestión municipal especial	Peligrosos para salud y medio ambiente
Objetos punzantes/cortantes	Centro de salud / punto limpio / contenedor rígido	Prevención de accidentes y heridas

8

Aplicación de técnicas de lavado, repasado y planchado de la ropa

El cuidado de la ropa en el hogar va más allá de la limpieza estética: se trata de una tarea con importantes **implicaciones higiénicas, organizativas y de bienestar**, especialmente cuando se trata de personas dependientes. Mantener las prendas limpias, suaves, bien ordenadas y adecuadas a cada necesidad contribuye a la **comodidad, la dignidad personal y la prevención de infecciones o irritaciones cutáneas**.

8.1 CLASIFICACIÓN DE LA ROPA PARA EL LAVADO: SEPARACIÓN POR COLORES, TIPOS DE TEJIDO Y NIVEL DE SUCIEDAD

Una correcta **clasificación de la ropa antes del lavado** es el primer paso para preservar la calidad de los tejidos, evitar manchas permanentes o desteñidos, y lograr un lavado eficaz. En el cuidado domiciliario de personas dependientes, esta tarea cobra especial importancia, ya que muchas prendas (ropa interior, sábanas, baberos, fundas, etc.) pueden requerir **higiene reforzada**.

8.1.1 Separación por colores

Clasificar la ropa según su color es esencial para **evitar transferencias de tinte** entre prendas. Un error común puede provocar que una prenda blanca salga teñida o grisácea tras un solo lavado.

Grupo de color	Prendas incluidas	Recomendación
Blancas	Camisetas interiores, sábanas, toallas, ropa de cama	Lavar por separado, usar detergente blanqueante
Claras	Beige, gris claro, pastel	Pueden combinarse, pero no con colores intensos
Oscuras	Azul marino, marrón, gris oscuro, negro	Usar detergente específico para ropa oscura
De color intenso	Rojo, verde, naranja, rosa fuerte	Separar en los primeros lavados por riesgo de tinte

8.1.2 Clasificación por tipo de tejido

Cada tipo de tejido responde de manera diferente al calor, la fricción y los detergentes. Lavar distintos tejidos juntos puede **dañar las fibras más delicadas o impedir una limpieza efectiva**.

Tipo de tejido	Ejemplos	Lavado recomendado
Algodón	Camisetas, sábanas, ropa interior	Agua caliente si hay suciedad; resiste el planchado
Sintéticos (poliéster)	Ropa deportiva, blusas, prendas de hogar	Agua tibia o fría; centrifugado suave
Lana	Jerséis, bufandas, calcetines	Programa específico o lavado a mano
Delicados	Encajes, seda, tejidos finos	Lavado a mano o programa especial; en bolsita
Toallas y albornoces	Tejido grueso absorbente	Agua caliente; centrifugado fuerte

8.1.3 Clasificación por nivel de suciedad

La ropa con alta carga biológica o manchas visibles no debe mezclarse con ropa limpia o levemente usada. En personas dependientes puede haber prendas con restos de orina, sangre, vómito o fluidos que requieren **tratamiento diferenciado**.

Nivel de suciedad	Ejemplos	Tratamiento recomendado
Leve	Camisetas poco usadas, ropa de estancia	Lavado corto o en frío
Media	Ropa de uso diario, sábanas sin manchas	Lavado estándar a 30–40 °C con detergente normal
Alta	Prendas manchadas, ropa de cama con fluidos	Prelavado + lavado largo a 60 °C con desinfectante textil

En casos de incontinencia, infecciones o inmovilidad prolongada, se recomienda **añadir desinfectante textil** o usar detergente con propiedades higienizantes.

Una jornada típica puede implicar:

- ⚐ **Ropa blanca de cama (sábanas, fundas):** lavadora independiente a 60 ºC.

- ⚐ **Ropa interior y camisetas blancas:** junto con otras prendas blancas.

- ⚐ **Ropa oscura (pantalones, jerséis):** lavado en frío con detergente para oscuros.

- ⚐ **Baberos y prendas con fluidos:** prelavado + detergente desinfectante.

8.2 PRODUCTOS Y MATERIALES PARA EL LAVADO: DETERGENTES, SUAVIZANTES, QUITAMANCHAS (SELECCIÓN Y DOSIFICACIÓN ADECUADA)

La elección y uso correcto de los **productos para el lavado de la ropa** es esencial para conseguir una limpieza eficaz, prolongar la vida útil de los tejidos y garantizar que las prendas queden libres de residuos que puedan irritar la piel, especialmente en personas dependientes con mayor sensibilidad dérmica o alergias. También es importante aplicar una **dosificación adecuada**, tanto por eficiencia como por sostenibilidad.

8.2.1 Detergentes

Son los productos básicos para eliminar suciedad, restos orgánicos, polvo y manchas generales.

Los tipos de detergente son:

Tipo	Características	Recomendado para
Líquido	Se disuelve bien, eficaz en frío, ideal para ropa de color	Ropa oscura o de color, lavados cortos
En polvo	Potente contra manchas, más abrasivo, requiere temperaturas medias o altas	Ropa blanca, prendas muy sucias
Cápsulas o pastillas	Dosificación exacta, cómodas, combinan detergente + aditivos	Cualquier tipo, pero se debe adaptar al tejido
Detergentes neutros o hipoalergénicos	Formulados para piel sensible o alérgica	Ropa infantil, ropa interior, personas encamadas

8.2.2 Suavizantes

Aportan **suavidad, fragancia y reducción de electricidad estática**, pero en algunos casos pueden causar irritaciones o reacciones alérgicas.

Un uso responsable implica:

▼ No se recomienda en **ropa técnica o de absorción** (toallas, pañales, ropa deportiva), ya que reduce su capacidad de absorber humedad.

▼ Elegir suavizantes **sin perfumes ni colorantes** en casos de piel sensible.

▼ Añadir en el compartimento indicado para evitar mezclas con el detergente.

8.2.3 Quitamanchas

Se utilizan como **pretratamiento localizado** o como aditivos para manchas difíciles: sangre, grasa, vino, café, etc.

Los tipos de quitamanchas son:

▼ **En spray o gel:** aplicar directamente sobre la mancha antes de lavar.

▼ **Oxígeno activo:** añadir al detergente en el lavado.

▼ **Jabón natural (jabón de Marsella):** eficaz para manchas orgánicas suaves.

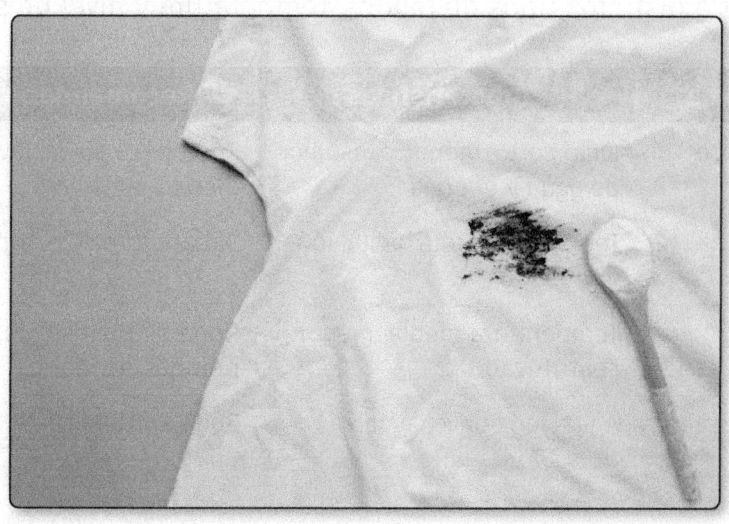

Importante

No mezclar quitamanchas con lejía ni usar en tejidos delicados sin comprobar antes en una pequeña zona.

8.3 USO Y MANTENIMIENTO DE ELECTRODOMÉSTICOS DE LAVADO: PROGRAMAS DE LAVADORA, SECADORA, TEMPERATURAS Y EFICIENCIA ENERGÉTICA

El conocimiento del funcionamiento de los **electrodomésticos de lavado** es clave para obtener buenos resultados sin dañar las prendas, ahorrar energía y mantener un entorno seguro. Usar adecuadamente la **lavadora, la secadora y sus programas** mejoran la organización de tareas en el hogar y evita imprevistos o averías.

8.3.1 Programas de lavadora

La mayoría de las lavadoras actuales ofrecen **programas específicos** adaptados a distintos tipos de tejidos, temperatura y nivel de suciedad.

Programa	Características	Recomendado para
Rápido / eco	Ciclo corto, menor consumo de agua y energía	Ropa poco sucia, lavados diarios
Algodón	Temperatura alta, agitación intensa	Sábanas, toallas, ropa blanca
Sintéticos	Temperatura media, menor centrifugado	Ropa de poliéster, blusas, prendas de diario
Delicados / lana	Agitación suave, agua fría o tibia	Seda, encajes, lana, tejidos finos

Programa	Características	Recomendado para
Antialérgico / higienizante	Alta temperatura, aclarado extra	Ropa de personas con alergias o encamadas
Prelavado	Añade fase inicial para ropa muy sucia	Prendas con manchas orgánicas o fluidos

8.3.2 Temperaturas de lavado

Con respecto a la temperatura según uso, diferenciamos:

Temperatura	Uso habitual.
Fría (20–30 ºC)	Ropa poco sucia, prendas oscuras o delicadas.
Media (40–50 ºC)	Ropa de uso diario, ropa interior, prendas sintéticas.
Alta (60 ºC o más)	Sábanas, toallas, prendas de personas enfermas o encamadas.

8.3.3 Uso de la secadora

La secadora ofrece comodidad, especialmente en climas húmedos o en hogares sin espacio de tendido. Sin embargo, **no todas las prendas pueden secarse a máquina**.

Algunas recomendaciones son:

- Leer las etiquetas de las prendas (símbolo de cuadrado con círculo).

- Usar **bolas de secado** para acortar el tiempo y evitar la electricidad estática.

- No meter prendas muy delicadas o que puedan encoger (lana, ropa de encaje).

- Limpieza del **filtro de pelusas** tras cada uso.

8.3.4 Mantenimiento de la lavadora y secadora

Con respecto al mantenimiento, destacan las siguientes acciones:

- **Limpiar el tambor** con un ciclo vacío mensual a alta temperatura con vinagre o productos específicos.

- **Limpiar el cajetín del detergente** cada 2–3 semanas para evitar acumulaciones.

- **Revisar el filtro de desagüe** de la lavadora periódicamente.

- **Ventilar la lavadora** dejando la puerta entreabierta tras su uso.

- En la secadora, **vaciar el depósito de agua (si es de condensación)** y limpiar el filtro de pelusa tras cada ciclo.

8.3.5 Eficiencia energética

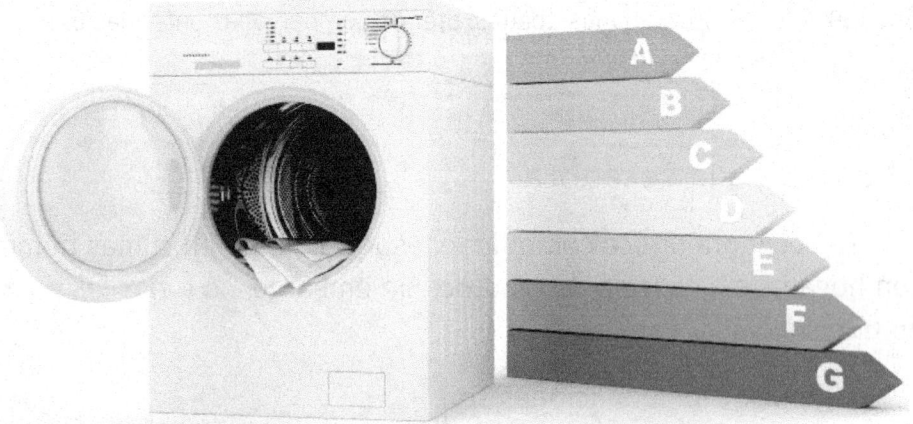

Por último, en relación con la eficiencia energética, se debe considerar:

- Escoger electrodomésticos con **etiqueta energética A o superior** (A+, A++, etc.).

- Usar programas **económicos o de baja temperatura** cuando sea posible.

▶ Evitar lavar con media carga sin función de detección automática.

▶ Aprovechar las **tarifas eléctricas con discriminación horaria** si están disponibles.

8.4 TÉCNICAS DE LAVADO A MANO Y TRATAMIENTO DE MANCHAS DIFÍCILES (REMOJADO, PRODUCTOS ESPECÍFICOS SEGÚN EL TIPO DE MANCHA)

Aunque el uso de la lavadora es habitual en la mayoría de los hogares, hay situaciones en las que el **lavado a mano** resulta más adecuado: prendas delicadas, tejidos con instrucciones específicas o manchas que requieren un **tratamiento localizado**. Dominar estas técnicas garantiza una limpieza eficaz sin dañar las prendas, algo especialmente importante cuando se trata de **ropa de personas dependientes**, que puede mancharse con fluidos corporales o alimentos.

El lavado a mano implica:

1. **Clasificar la prenda**: comprobar si se trata de un tejido delicado o de color intenso.

2. **Leer la etiqueta**: observar símbolos de temperatura, tipo de lavado, restricciones de escurrido.

3. **Preparar el agua**:

   • Tibia para prendas normales (30–40 °C).

   • Fría para ropa de color o tejidos muy delicados.

4. **Disolver el detergente**: usar jabón neutro o específico para lavado a mano.

5. **Sumergir la prenda** y frotar con suavidad, sin retorcer ni estirar.

6. **Aclarar bien con agua limpia** hasta eliminar todo resto de jabón.

7. **Escurrir presionando sin retorcer**. Si es necesario, enrollar en una toalla para quitar el exceso de humedad.

Algunas manchas requieren un tratamiento previo al lavado o productos específicos según su origen. A continuación, se indican algunas de las más comunes y cómo tratarlas.

Tipo de mancha	Tratamiento recomendado.
Sangre	Enjuagar con agua fría. Frotar con jabón neutro. No usar agua caliente.
Grasas	Aplicar detergente lavavajillas o bicarbonato antes de lavar.
Café o vino	Remojar en agua con sal o vinagre. Usar quitamanchas de oxígeno activo.
Orina o vómito	Aclarar con agua fría y vinagre. Lavar a alta temperatura con desinfectante textil.
Tinta	Aplicar alcohol o laca sin perfume sobre la mancha. Lavar inmediatamente.
Frutas, tomate	Frotar con limón o vinagre blanco antes del lavado.

8.5 TENDIDO Y SECADO DE LA ROPA: MÉTODOS AL AIRE LIBRE VS. SECADORA, CUIDADO DE TEJIDOS DELICADOS EN EL SECADO

Una vez lavada la ropa, el **tendido y secado correcto** es fundamental para evitar malos olores, arrugas difíciles o deterioro del tejido. La elección entre **secado al aire libre o en secadora** dependerá del tipo de prenda, las condiciones climáticas y el espacio disponible en el hogar.

El secado al aire libre tiene las siguientes ventajas:

▸ Ahorro energético.

▸ Ayuda a eliminar olores y restos de detergente con la ventilación natural.

▸ Menor desgaste de las fibras.

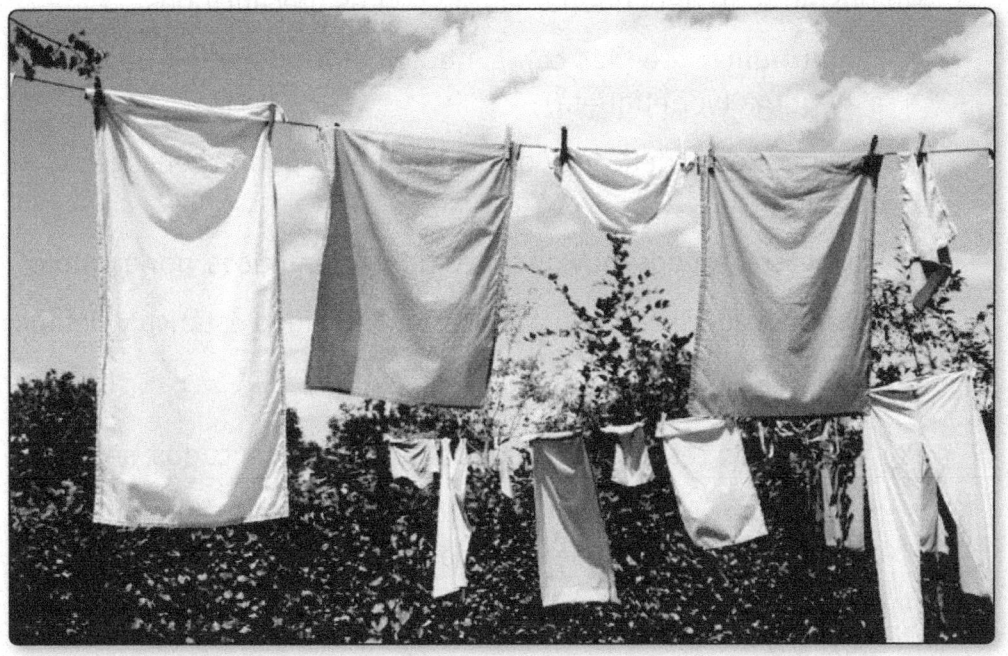

Se debe:

- Tender al aire libre en lugar sombreado para evitar que el sol dañe los colores.

- Estirar bien las prendas para evitar arrugas.

- Colocar pinzas en costuras o zonas poco visibles.

- Evitar dejar la ropa demasiado tiempo expuesta a humedad o al polvo exterior.

Por su parte, el secado en secadora tiene como ventajas:

- Rápido y útil en días de lluvia o en viviendas sin balcón.

- Reduce la rigidez en toallas y ropa gruesa.

No obstante, se deben tener las siguientes precauciones:

▸ **No introducir prendas con símbolos de prohibición de secado a máquina** (ver etiqueta).

▸ Separar ropa delicada o encaje, que podría encogerse o deteriorarse.

▸ No mezclar tejidos muy distintos (lana y sintéticos, por ejemplo).

▸ Usar bolas de secado para reducir electricidad estática y tiempo de secado.

Por último, con respecto al cuidado de tejidos delicados, se debe:

▸ **Secar en horizontal** sobre una toalla: ideal para lana o prendas que pueden deformarse colgadas.

▸ **Evitar pinzas** en prendas de punto o tejidos finos que puedan marcarse.

▸ **No exponer a fuentes de calor directas** (radiadores, estufas) que puedan dañar la fibra.

▸ En ropa con aplicaciones, bordados o encajes, secar **en sombra y sin doblar**.

Aspecto	Secado al aire libre	Secadora
Energía consumida	Nula	Alta (aunque variable según clase energética)
Cuidado del tejido	Más respetuoso	Riesgo de encogimiento en prendas delicadas
Tiempo de secado	Más lento, depende del clima	Rápido (30–90 min según carga)
Higiene	Alta si hay buena ventilación	Alta, si se limpia bien el filtro
Recomendado para	Toda la ropa, especialmente la delicada	Prendas gruesas, ropa de cama, climas húmedos

8.6 PLANCHADO DE LA ROPA: TEMPERATURA SEGÚN TEJIDO, TÉCNICAS PARA EVITAR BRILLOS O QUEMADURAS, USO SEGURO DE LA PLANCHA

El planchado cumple una función estética y funcional, ya que mejora la presentación de las prendas y ayuda a **eliminar posibles microorganismos** en ropa lavada a baja temperatura. En el entorno domiciliario, y especialmente en el cuidado de personas dependientes, es fundamental aplicar el planchado de forma **segura, eficiente y adaptada a los distintos tejidos**, para evitar deterioros, accidentes o riesgos por mal uso de la plancha.

Cada tejido tiene un nivel de tolerancia al calor, por lo que es imprescindible ajustar la temperatura para evitar quemaduras, encogimientos o brillos no deseados.

Tipo de tejido	Temperatura orientativa	Observaciones
Lino	Alta	Humedecer ligeramente para facilitar el planchado
Algodón	Alta	Planchar aún húmedo o usar vapor
Poliéster/ sintéticos	Baja-media	Planchar del revés, sin vapor directo
Lana	Media	Usar paño intermedio, sin presión excesiva
Seda	Baja	Planchar por el reverso y sin vapor
Prendas con bordados o estampados	Baja o evitar calor directo	Usar paño o plancha del revés

Algunas técnicas para evitar brillos o quemaduras son:

▼ **No dejar la plancha en reposo sobre la prenda.**

▼ **Utilizar paño húmedo** entre la plancha y la prenda para tejidos delicados u oscuros.

▼ Planchar **del revés** prendas con brillo, sintéticas o con decoraciones.

▼ Comenzar por **prendas que requieren menos temperatura**, aumentando gradualmente.

▼ Ajustar el vapor según el tejido, o prescindir de él en fibras que lo absorban demasiado.

Con respecto al uso seguro de la plancha, es importante:

▼ Colocar la tabla de planchar en zona estable, con buena ventilación y alejada del alcance de niños o personas con movilidad reducida.

▼ Nunca dejar la plancha enchufada sin supervisión.

▼ Utilizar **plancha con apagado automático** si es posible.

▼ Evitar usar alargadores si no son adecuados para resistir el calor.

▼ Desconectar siempre tras su uso y esperar a que enfríe antes de guardar.

▼ Limpiar periódicamente la base de la plancha y el depósito de agua para evitar manchas o acumulación de cal.

8.7 REPASADO DE PRENDAS: COSTURA BÁSICA PARA PEQUEÑOS ARREGLOS (COSER UN BOTÓN, DOBLADILLOS, REPARACIÓN DE DESCOSIDOS)

El repasado de ropa comprende pequeñas reparaciones que **prolongan la vida útil de las prendas**, evitan compras innecesarias y mantienen un aspecto cuidado. En el ámbito domiciliario, este tipo de arreglos se vuelve aún más importante si se atiende a una persona dependiente con un **uso más intensivo de determinadas prendas** (pijamas, batas, ropa interior, ropa de cama).

El material básico para costura doméstica es:

- Agujas de distintos tamaños.
- Hilos de varios colores.
- Dedal.
- Botones de repuesto.
- Cinta métrica.
- Tijeras pequeñas de costura.
- Imperdibles, alfileres y enhebrador.
- Cinta termoadhesiva (para arreglos rápidos sin coser).

Con respecto a las técnicas básicas, se distinguen:

1. **Coser un botón:**

   - Enhebrar la aguja con hilo doble.
   - Fijar el botón en su lugar, pasar varias veces por los orificios.
   - Rematar con un nudo oculto en la parte trasera de la tela.
   - En botones con vástago (camisas), dejar algo de holgura para facilitar el abrochado.

2. **Hacer un dobladillo:**

   - Doblar la tela hacia el interior el ancho deseado (puede fijarse con alfileres).
   - Coser con puntadas rectas o en zigzag según el tejido.
   - Para arreglos rápidos: usar **cinta termoadhesiva** con plancha.

3. **Reparar un descosido:**

- Si la costura original está intacta: seguir el recorrido con hilo del mismo color.

- Si el tejido está desgarrado: reforzar con una pequeña pieza de tela o coser en zigzag para evitar que se siga abriendo.

- Evitar tensar en exceso el hilo para que la costura no quede tirante.

8.8 ORGANIZACIÓN Y CONSERVACIÓN DE LA ROPA LIMPIA: DOBLADO, COLGADO EN PERCHAS, ORDEN Y LIMPIEZA DE ARMARIOS Y CAJONES

Una vez lavada, planchada y seca, la ropa debe ser **correctamente organizada y almacenada** para conservar su limpieza, facilitar el acceso y evitar arrugas o deterioro. En hogares con personas dependientes, mantener los espacios de almacenamiento ordenados también permite **agilizar los cuidados diarios**, detectar necesidades (ropa que falta o está deteriorada) y **evitar riesgos sanitarios**.

8.8.1 Técnicas de doblado

Doblar bien la ropa ayuda a **optimizar el espacio**, reducir arrugas y mantener la ropa lista para su uso.

Algunas recomendaciones son:

- Doblar sobre una superficie limpia y plana.

- Seguir un mismo sistema por tipo de prenda (en tercios, a lo largo, en rollo...).

- Agrupar por categorías: camisetas, ropa interior, ropa de cama, etc.

- Colocar en cajones de forma **vertical (tipo archivo)** si el espacio lo permite, para visualizar fácilmente el contenido.

8.8.2 Colgado en perchas

Algunas prendas conservan mejor su forma si se cuelgan:

Prenda	Percha recomendada.
Camisas y blusas	Perchas finas, con forma anatómica.
Pantalones	Perchas con pinzas o barra antideslizante.
Chaquetas, abrigos	Perchas anchas y resistentes.
Vestidos delicados	Perchas forradas de tela o terciopelo.

8.8.3 Limpieza y mantenimiento del lugar de almacenamiento

El lugar donde se guarda la ropa debe mantenerse **limpio, seco y ventilado**.

Las recomendaciones son:

▸ Limpiar el interior de cajones y armarios cada 2–3 meses con paño húmedo y producto neutro.

▸ No guardar ropa usada, húmeda o sin revisar.

▸ Utilizar **bolsas antihumedad**, pastillas de jabón, saquitos de lavanda o ambientadores textiles suaves.

▸ Evitar usar naftalina o productos muy perfumados que puedan causar irritación en personas sensibles.

Resulta útil etiquetar baldas o cajas si se requiere una clasificación más visual (especialmente para cuidadores externos o personas con deterioro cognitivo).

8.9 PRECAUCIONES HIGIÉNICAS EN EL MANEJO DE ROPA SUCIA O CONTAMINADA (USO DE GUANTES, LAVADO A ALTA TEMPERATURA PARA PRENDAS CON FLUIDOS, DESINFECCIÓN)

En el contexto del cuidado domiciliario, la **ropa sucia o contaminada** representa un posible vector de transmisión de microorganismos, especialmente si contiene **restos de fluidos corporales** (orina, sangre, vómitos, heces). Por tanto, su manipulación, transporte y lavado debe seguir normas higiénicas rigurosas para **proteger tanto a la persona dependiente como a quien cuida**.

Como medidas de protección, destacan:

- ▼ No sacudir la ropa sucia para evitar la dispersión de partículas.

- ▼ Depositar directamente la ropa sucia en bolsas o cubos específicos y **cerrados**.

- ▼ Lavar las manos tras manipular la ropa, incluso con guantes.

- ▼ Usar **guantes desechables o reutilizables exclusivos** al manipular ropa con fluidos.

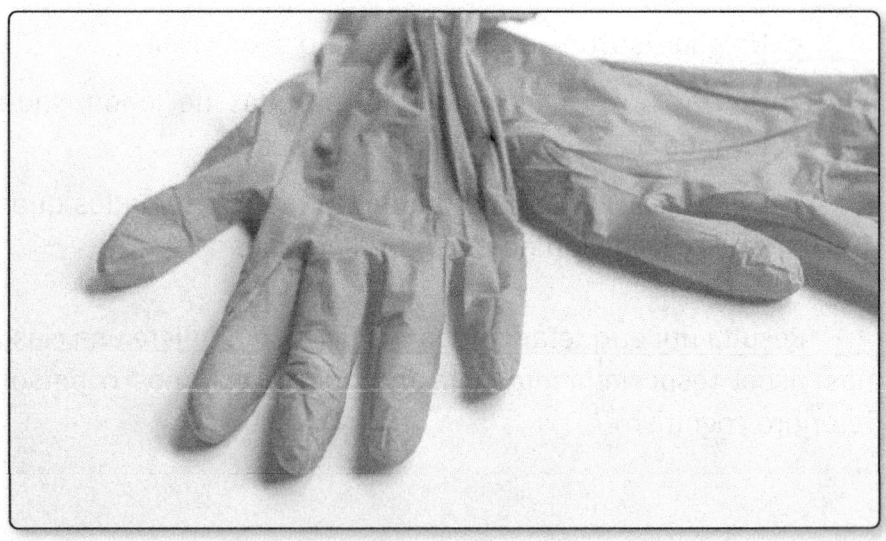

En el lavado de ropa contaminada, se debe:

- ▸ Lavar **por separado** de la ropa general.

- ▸ Usar programas de **60 ºC o más**, si el tejido lo permite.

- ▸ Añadir **desinfectante textil** (sin lejía) o detergente con acción higienizante.

- ▸ Realizar un **prelavado** si hay restos visibles.

- ▸ Evitar el uso de suavizante en prendas que requieran desinfección profunda.

Por último, con respecto a la limpieza del entorno y contenedores, es importante:

- ▸ Limpiar y desinfectar el **cubo o bolsa reutilizable** donde se haya almacenado la ropa sucia.

- ▸ Lavar regularmente las bolsas textiles o cestos si no son desechables.

- ▸ Limpiar la **lavadora** periódicamente con un ciclo de mantenimiento a alta temperatura y producto limpiador o vinagre blanco.

Importante

En casos de enfermedades infecciosas, inmunosupresión o heridas abiertas, extremar las precauciones y consultar indicaciones sanitarias específicas.

Acción	Recomendación.
Manipulación	Con guantes y sin sacudir la prenda.
Transporte al lavadero	En bolsa cerrada, sin contacto con otras prendas.
Lavado	Programa a ≥60 ºC con desinfectante textil.
Almacenamiento posterior	Una vez seca y planchada, guardar separada si es necesario.
Limpieza del entorno	Desinfectar cubos, lavadora, superficies de contacto.

9

Revisión y mantenimiento básico del domicilio

El mantenimiento básico del domicilio es una tarea preventiva que **garantiza la funcionalidad, seguridad y confort** en el entorno donde reside una persona dependiente. Además de la limpieza diaria, es necesario realizar **revisiones periódicas** que ayuden a detectar desperfectos, corregir situaciones de riesgo y mantener un entorno accesible. Esta labor es fundamental para **prevenir caídas, facilitar la movilidad y preservar la autonomía personal.**

9.1 ORDEN Y COLOCACIÓN DE ARTÍCULOS EN EL HOGAR: EVITAR ACUMULACIONES, DESORDEN Y BARRERAS ARQUITECTÓNICAS QUE DIFICULTEN LA MOVILIDAD

La organización del espacio doméstico tiene un impacto directo en la **calidad de vida de las personas dependientes**. Un entorno desordenado o con obstáculos puede suponer un riesgo grave para quienes presentan **movilidad reducida, problemas visuales, uso de ayudas técnicas (andadores, sillas de ruedas)** o deterioro cognitivo.

El objetivo no es solo "que esté todo en su sitio", sino lograr un **entorno práctico, despejado y accesible** para los desplazamientos y actividades cotidianas.

Las ventajas de un hogar ordenado y libre de barreras son las siguientes:

▶ Reduce el **riesgo de caídas** y golpes.

▶ Facilita el uso de **ayudas técnicas** (silla de ruedas, andadores, bastones).

▶ Mejora la **orientación espacial**, especialmente en personas con demencia.

▶ Contribuye al bienestar psicológico (entorno tranquilo y predecible).

▶ Favorece la **autonomía en tareas cotidianas**, al tener los objetos bien localizados.

¿Qué se debe evitar?

▶ **Acumulación de objetos** decorativos, muebles innecesarios, alfombras sueltas.

▶ **Cables por el suelo**, enchufes múltiples en pasillos o cerca de zonas de paso.

▶ **Artículos en escaleras o pasillos**, como cajas, calzado o ropa.

▶ **Puertas con apertura difícil** o espacios estrechos que impidan el paso con ayudas técnicas.

▶ **Estanterías inestables** o mal fijadas, con riesgo de caída de objetos.

Zona	Recomendación de orden y accesibilidad.
Entrada	Espacio libre, sin calzado suelto. Colocar alfombrillas antideslizantes.
Pasillos	Libres de muebles. Buena iluminación. Sin obstáculos a la altura del suelo.

Zona	Recomendación de orden y accesibilidad.
Dormitorio	Mesilla despejada. Ropa de cama sencilla. Cajones accesibles.
Baño	Elementos de higiene al alcance. Evitar alfombras sueltas o frascos en el borde del lavabo.
Cocina	Utensilios básicos visibles. Alacenas organizadas. Evitar colocar objetos en zonas altas o muy bajas.
Zona de estar	Mobiliario estable. Mandos y objetos de uso frecuente al alcance.

Algunas de las principales herramientas para mantener el orden son:

▼ Cajas etiquetadas para almacenamiento por categorías.

▼ Separadores de cajones.

▼ Mobiliario con ruedas bloqueables para facilitar movimientos.

▼ Colgadores de pared para liberar espacio útil.

▼ Carros auxiliares o bandejas con ruedas para trasladar objetos de forma segura.

9.2 REVISIÓN PERIÓDICA DE LAS INSTALACIONES DE AGUA Y GAS: CONTROL DE LLAVES DE PASO, DETECCIÓN DE FUGAS, VENTILACIÓN DE ESPACIOS (SEGÚN NORMATIVA DE SEGURIDAD)

Las **instalaciones de agua y gas** requieren un mantenimiento preventivo regular, especialmente en viviendas con personas dependientes, donde un fallo puede comprometer tanto la **seguridad como el confort básico**. La revisión periódica evita averías y accidentes y permite **detectar a tiempo fugas, obstrucciones o desperfectos**, cumpliendo con los estándares de seguridad establecidos.

9.2.1 Control de llaves de paso

Conocer la ubicación y funcionamiento de las **llaves de corte** de agua y gas es imprescindible en caso de emergencia o reparación.

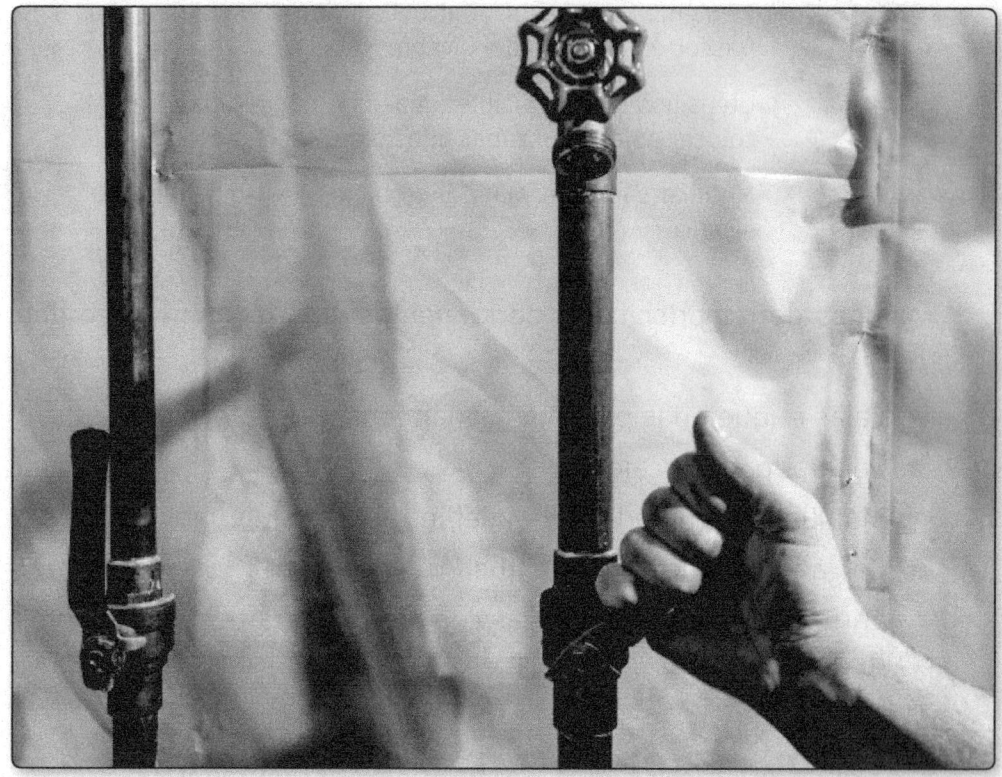

Algunas recomendaciones son:

▸ Comprobar periódicamente que las **llaves de paso giran sin dificultad**.

▸ Asegurarse de que **todas las personas cuidadoras** conozcan su ubicación (suele haber una general en la entrada de la vivienda y otras por estancia).

▸ No bloquear el acceso a las llaves con muebles u objetos.

▸ En caso de ausencias prolongadas, cerrar las llaves generales por precaución.

9.2.2 Detección de fugas

Diferenciamos de agua y gas:

a) **Agua:**

- Comprobar si hay **pérdidas en grifos, cisternas o tuberías visibles**.

- Revisar si hay **manchas de humedad** en paredes, techos o suelos.

- Verificar si el **contador de agua se mueve** con todas las llaves cerradas.

b) **Gas:**

- Oler de forma periódica las zonas cercanas a calentadores o cocinas. El gas doméstico tiene un olor añadido para facilitar su detección.

- Si se sospecha una fuga:
  - No encender interruptores ni utilizar aparatos eléctricos.
  - Abrir ventanas y puertas inmediatamente.
  - Cerrar la llave de gas.
  - Avisar al servicio técnico o emergencias.

Nunca se debe intentar reparar por cuenta propia una fuga de gas.

9.2.3 Ventilación de espacios con gas

Según la normativa vigente (RITE y legislación autonómica), los aparatos de gas deben estar en zonas **ventiladas**, con **rejillas de ventilación** siempre libres.

Las pautas de ventilación segura son las siguientes:

- No tapar ni bloquear las rejillas o extractores de aire.

- Revisar periódicamente que no estén obstruidas por polvo o suciedad.

▼ En cocinas y baños con calentador, garantizar **entrada y salida de aire**.

Por último, con respecto a la revisión profesional, conviene saber:

▼ Las instalaciones de gas deben revisarse **cada 5 años** (obligatorio).

▼ El usuario recibirá un aviso de la empresa distribuidora autorizada.

▼ Las instalaciones de agua no tienen una frecuencia legal obligatoria, pero se recomienda una revisión general **cada 2–3 años**.

9.3 REVISIÓN DE LA INSTALACIÓN ELÉCTRICA: COMPROBACIÓN DE ENCHUFES, CABLES, ESTADO DE LÁMPARAS Y APARATOS ELÉCTRICOS

La **instalación eléctrica del hogar** debe mantenerse en buen estado para evitar riesgos de **incendios, cortocircuitos o descargas**, especialmente en viviendas donde conviven personas con movilidad reducida o deterioro cognitivo. La revisión periódica de enchufes, cables y aparatos eléctricos es una tarea sencilla pero crucial para la seguridad doméstica.

La comprobación de enchufes y tomas de corriente se basa en:

▼ Verificar que **los enchufes no están flojos** ni tienen partes quemadas o decoloradas.

▼ Revisar que no haya **chispas al conectar aparatos** ni sobrecalentamiento.

▼ Evitar **sobrecargar ladrones o regletas**, especialmente con electrodomésticos de gran consumo.

▼ Usar **protectores infantiles** en enchufes accesibles si conviven niños o personas con deterioro cognitivo.

Con respecto a cables y alargadores:

▶ No utilizar cables pelados, doblados o con la funda rota.

▶ Evitar **pisar o aplastar cables** con muebles.

▶ No dejar cables sueltos en zonas de paso.

▶ Sustituir los alargadores antiguos por regletas con **interruptor y protección contra sobrecarga**.

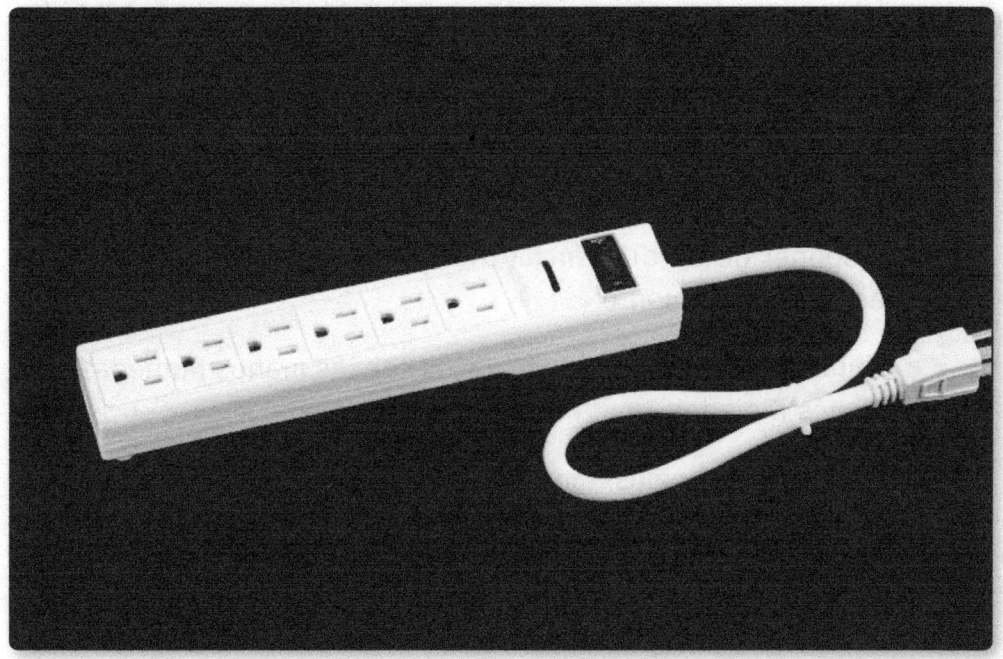

En el caso de lámparas y puntos de luz, conviene:

▶ Limpiar periódicamente pantallas, bombillas y apliques (con la corriente desconectada).

▶ Comprobar que las bombillas utilizadas son **del voltaje adecuado** para el casquillo.

▶ Sustituir bombillas fundidas por otras de **bajo consumo o LED**, que no se calientan en exceso y ahorran energía.

Por otro lado, se puede hacer una revisión de pequeños electrodomésticos, considerando:

▾ Verificar que los **aparatos más usados (plancha, calefactor, batidora, etc.) funcionan correctamente**, sin emitir ruidos anómalos ni calentarse en exceso.

▾ **Desenchufar siempre** los aparatos tras su uso.

▾ No utilizar electrodomésticos con el cable pelado o enchufes rotos.

Por último, la prevención general de accidentes eléctricos se basa en:

▾ Disponer de un **diferencial (ICP) en buen estado** y revisar que actúe correctamente.

▾ Evitar conectar electrodomésticos con las manos húmedas o en suelos mojados.

▾ En baños y cocinas, mantener los aparatos **alejados de zonas de agua**.

▾ En caso de olor a quemado, chispazos o apagones recurrentes, contactar con un **electricista autorizado**.

9.4 CONTROL DE ACCESOS Y SEGURIDAD: CIERRE ADECUADO DE PUERTAS Y VENTANAS, SISTEMAS DE BLOQUEO, MIRILLAS Y CADENAS DE SEGURIDAD

Mantener la seguridad en el hogar es esencial, especialmente en domicilios donde vive una persona dependiente, ya que pueden presentarse **situaciones de riesgo** derivadas de despistes, deterioro cognitivo, movilidad limitada o visitas no autorizadas. El control de accesos protege frente a **intrusiones o robos** y contribuye al **bienestar y la tranquilidad** de quienes residen y cuidan en el hogar.

9.4.1 Cierre adecuado de puertas y ventanas

Una puerta o ventana mal cerrada puede ser una vía de acceso no deseada o, en el caso de ventanas, un **riesgo de caída** o de corrientes peligrosas.

Algunas recomendaciones prácticas son:

- Asegurarse de que **todas las puertas** (principal, trasera, de terrazas o patios) **se cierran correctamente**. Las puertas blindadas deben tener **doble vuelta de llave**.

- Comprobar que las **ventanas tienen pestillos operativos** o seguros instalados, especialmente en dormitorios y baños.

- En hogares con personas que sufren **desorientación o demencia**, se puede valorar la instalación de **seguros de apertura limitados** o sistemas de aviso.

- Evitar dejar **copias de llaves a la vista** o en lugares poco seguros (macetas, buzones, etc.).

Nota

Si la persona dependiente tiene tendencia a abrir la puerta sin comprobar quién llama, es recomendable el uso de sistemas visuales de control (mirilla o cámara) y protocolos claros con los cuidadores.

9.4.2 Sistemas de bloqueo y elementos de seguridad complementarios

Existen múltiples dispositivos que refuerzan la seguridad sin requerir instalaciones complejas o costosas:

▼ **Cadenas de seguridad:** permiten abrir la puerta parcialmente para hablar sin permitir el acceso directo.

▼ **Mirillas tradicionales o digitales:** permiten verificar quién llama. Las digitales son útiles para personas con problemas de visión.

▼ **Topes de puerta**: evitan golpes bruscos o el acceso repentino a ciertas zonas de la casa.

▼ **Bloqueadores de ventanas**: evitan que puedan abrirse por completo, especialmente en pisos altos o habitaciones de riesgo.

Ejemplo

Si el usuario tiene movilidad reducida, se puede instalar una mirilla digital con pantalla interna para facilitar la identificación visual sin tener que acercarse.

9.4.3 Supervisión periódica

Es fundamental revisar **el estado de los mecanismos de cierre**, especialmente si hay humedad o deterioro de los materiales:

▼ Comprobar que **las cerraduras no están flojas ni oxidadas**.

▼ Lubricar bisagras y cerraduras cada 6–12 meses.

▼ Sustituir llaves deterioradas o que no giran bien.

9.5 SISTEMAS DE ALARMA DOMÉSTICA Y TELEALARMA: USO CORRECTO, MANTENIMIENTO DE BATERÍAS Y COMPROBACIONES PERIÓDICAS DE FUNCIONAMIENTO

Los **sistemas de alarma y teleasistencia** son herramientas clave para aumentar la seguridad y la autonomía en hogares con personas dependientes. Permiten **actuar rápidamente ante una caída, robo, intrusión o emergencia médica**, y son especialmente útiles cuando la persona pasa tiempo sola o cuando los cuidadores no están presentes de forma permanente.

9.5.1 Sistemas de alarma doméstica

Están diseñados para **detectar movimientos, aperturas no autorizadas o situaciones de intrusión**.

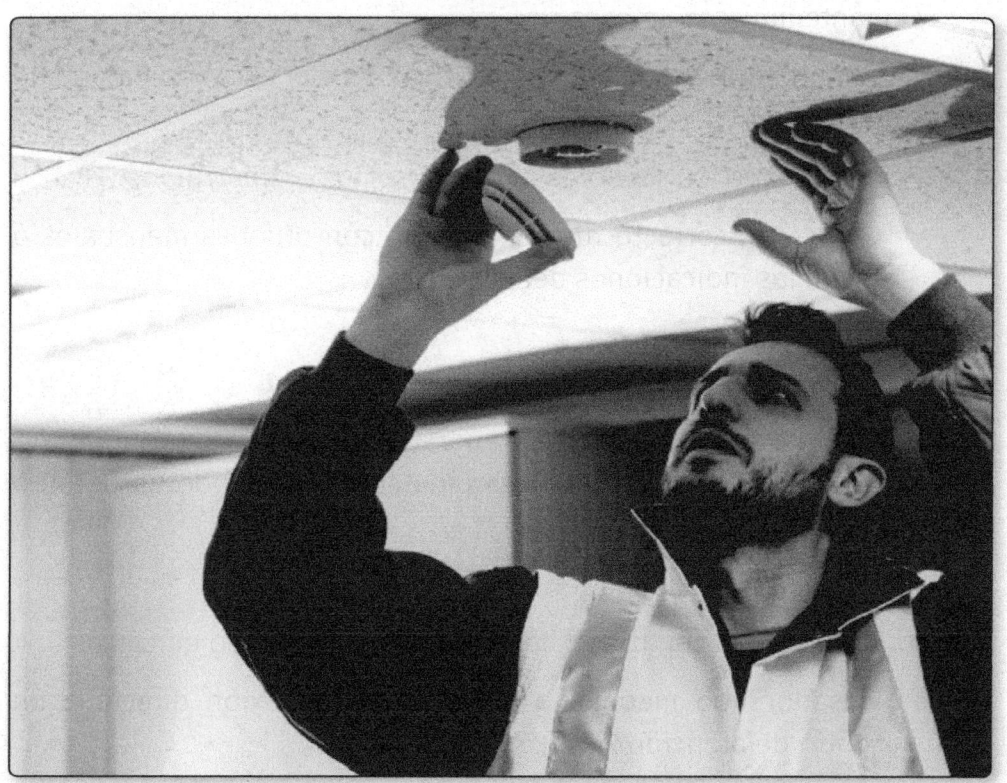

Las características habituales son:

▸ Sensores de apertura en puertas y ventanas.

▸ Detectores de movimiento en zonas clave.

▸ Sirena interior (y a veces exterior).

▸ Panel central con teclado o control remoto.

▸ Posibilidad de conexión con central receptora o avisos al móvil.

Un uso correcto supone:

▸ Activar la alarma cada vez que se sale de casa o por la noche.

▸ Colocar sensores a una altura adecuada y evitar que queden cubiertos por muebles.

▸ Instruir al usuario (si es capaz) sobre cómo activar o desactivar el sistema.

El mantenimiento se basa en:

▸ Comprobar periódicamente la **conexión eléctrica** y la batería de respaldo.

▸ Revisar que los sensores **no estén sucios ni obstruidos**.

▸ Verificar el correcto funcionamiento con pruebas mensuales o según las indicaciones del proveedor.

9.5.2 Telealarma o servicio de teleasistencia

Servicio dirigido especialmente a **personas mayores o dependientes**, que les permite **pedir ayuda de forma inmediata** pulsando un botón o dispositivo portátil.

Existen varias modalidades:

▸ Terminal fijo con botón de emergencia (instalado en casa).

▸ Pulsador tipo medalla o pulsera, con conexión directa a un centro de atención 24h.

- Dispositivos móviles con localización GPS (para personas que salen del domicilio).

Algunas ventajas del servicio de teleasistencia son:

- Atención inmediata en caso de caída, desorientación o urgencia médica.
- Tranquilidad para familiares y cuidadores.
- Posibilidad de **comunicación bidireccional** sin necesidad de coger el teléfono.

Cabe recordar que se debe:

- Revisar que el dispositivo esté **cargado o con batería**.
- Comprobar la cobertura (especialmente si es móvil o funciona con red GSM).
- Realizar **pruebas mensuales** pulsando el botón y verificando que responde correctamente.
- Instruir a la persona dependiente sobre **cuándo y cómo usarlo**.

A continuación, se describen las diferencias clave entre la alarma y la telealarma:

Sistema	Finalidad	Uso principal	Mantenimiento
Alarma doméstica	Detectar intrusos y movimientos	Seguridad contra robos e intrusiones	Revisión de sensores, batería y conexión
Telealarma	Avisar en caso de emergencia personal	Apoyo a personas dependientes	Comprobación de botón, batería y respuesta

9.6 MANTENIMIENTO DE EQUIPOS DE APOYO Y AYUDAS TÉCNICAS (GRÚAS DE TRASLADO, CAMAS ARTICULADAS, ANDADORES, AUDÍFONOS): LIMPIEZA Y REVISIONES BÁSICAS

Los **equipos de apoyo y ayudas técnicas** son elementos fundamentales en la atención domiciliaria de personas dependientes. Su buen estado garantiza **seguridad, autonomía y comodidad**, tanto para la persona usuaria como para quienes la cuidan. El mal uso, la falta de limpieza o el deterioro reducen su eficacia y pueden suponer **un riesgo de accidente o una pérdida de funcionalidad** importante.

Una correcta limpieza de estos dispositivos evita la acumulación de suciedad, la corrosión y la transmisión de microorganismos. Las pautas básicas incluyen:

▸ **Uso de paños húmedos con detergente neutro.**

▸ Evitar productos abrasivos o con lejía directa.

▸ Secar cuidadosamente todas las partes para prevenir la oxidación.

▸ Prestar especial atención a **zonas de contacto frecuente** (manillares, reposabrazos, mandos, arneses...).

En las **camas articuladas**, se debe:

▸ **Comprobar periódicamente el funcionamiento del motor y del mando.**

▸ Lubricar los puntos móviles con productos recomendados por el fabricante.

▸ Limpiar barandillas, cabeceros y ruedas.

▸ Revisar que el somier se eleva y desciende sin ruidos ni bloqueos.

Por otro lado, en las **grúas de traslado** se tiene que:

▼ Verificar **cadenas, frenos y ganchos**: deben estar fijos y sin holguras.

▼ Revisar el **estado del arnés o cinchas**: sin roturas, costuras deshechas ni desgaste.

▼ Cargar la batería adecuadamente y evitar su descarga total.

▼ Limpiar la estructura con paño húmedo y desinfectante suave.

Es importante seguir las instrucciones del fabricante, especialmente en cuanto al peso máximo soportado y la colocación del arnés.

Otros elementos fundamentales son los **andadores y bastones**, para los que hay que tener en cuenta lo siguiente:

▼ Revisar que las **gomas antideslizantes** estén en buen estado y no desgastadas.

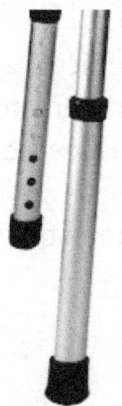 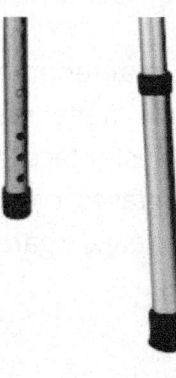

▼ Verificar la **estabilidad de la estructura** y que no haya tornillos flojos.

▼ Limpiar las empuñaduras y ruedas (si las tiene) regularmente.

▼ En modelos regulables, comprobar el sistema de ajuste de altura.

Por último, la limpieza de los **audífonos** también es fundamental, debiendo:

⬥ Limpiar con toallitas secas o productos específicos para audífonos.

⬥ No usar agua ni sumergir en ningún caso.

⬥ Revisar regularmente el **estado de los filtros, micrófonos y pilas**.

⬥ Guardar en estuche cerrado y seco, preferentemente con pastillas antihumedad.

En usuarios con deterioro cognitivo o movilidad reducida, es recomendable que el cuidador supervise o realice las tareas de limpieza y carga.

9.7 PROGRAMACIÓN DE REVISIONES PROFESIONALES OBLIGATORIAS (CALDERAS DE GAS, ASCENSORES, EXTINTORES) CONFORME A LA NORMATIVA VIGENTE

El mantenimiento de ciertos **elementos técnicos e instalaciones del hogar** debe realizarse obligatoriamente por personal autorizado, según lo establece la **normativa de seguridad**. Estas revisiones previenen riesgos graves como **incendios, intoxicaciones por monóxido o fallos estructurales**, y garantizan que los equipos funcionen de forma eficiente y segura.

9.7.1 Calderas de gas

La normativa aplicable es:

⬥ Real Decreto 1027/2007 (Reglamento de Instalaciones Térmicas en los Edificios – RITE).

⬥ Obligación de **revisión cada 2 años** para calderas domésticas de uso individual.

Su revisión incluye:

- Limpieza del quemador y cámara de combustión.
- Comprobación de presión, fugas y combustión.
- Control de evacuación de gases.

En este caso, el responsable es la empresa instaladora autorizada o el servicio técnico oficial de la marca.

9.7.2 Ascensores

La normativa aplicable es:

- Real Decreto 88/2013 y normas UNE 58720.
- **Obligatoria revisión mensual** por empresa mantenedora registrada.

Incluye:

- Comprobación de cables, frenos, botoneras, sistema de emergencia.
- Verificación de alarmas y sistema de rescate.
- Revisión del cuarto de máquinas (si lo hay).

Importante

En comunidades de vecinos o viviendas unifamiliares con ascensor, el mantenimiento debe seguirse sin excepción, ya que su uso por personas con movilidad reducida lo convierte en un equipo esencial.

9.7.3 Extintores

En este caso, la normativa aplicable es:

▼ Reglamento de Instalaciones de Protección Contra Incendios (RIPCI).

▼ Revisión obligatoria cada **3 meses (visual)** y **anual por empresa especializada**.

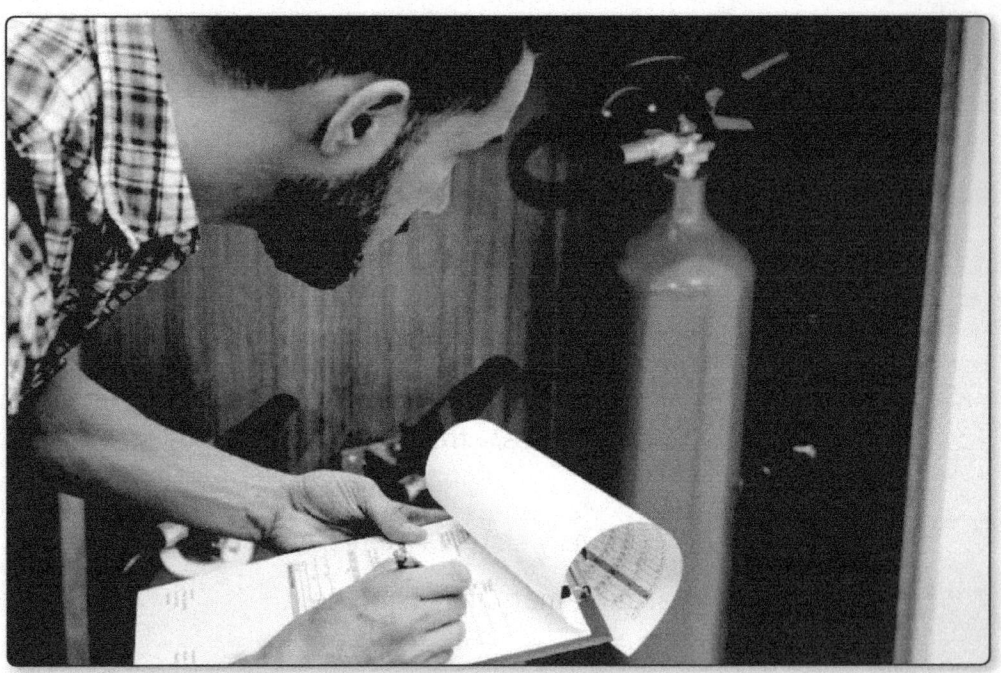

Algunas comprobaciones clave son:

▼ Presión adecuada.

▼ Precinto sin romper.

▼ Etiqueta con fecha de caducidad y revisión actualizada.

Importante

En viviendas con personas encamadas o con riesgo de incendio (uso de oxígeno, calefactores, cocinas de gas), tener un extintor operativo y accesible puede ser vital.

Elemento	Frecuencia	Responsable de la revisión
Calderas de gas	Cada 2 años	Técnico autorizado o servicio oficial
Ascensores	Cada mes	Empresa mantenedora registrada
Extintores	Visual: cada 3 meses Técnica: cada año	Empresa certificada en protección contra incendios

9.8 PROMOCIÓN DE LA AUTONOMÍA DEL USUARIO: IMPLICACIÓN DE LA PERSONA DEPENDIENTE EN PEQUEÑAS TAREAS DE MANTENIMIENTO SEGÚN SUS CAPACIDADES (FOMENTAR INDEPENDENCIA)

Fomentar la **autonomía personal** en el entorno domiciliario es uno de los pilares fundamentales del cuidado asistencial. La participación de la persona dependiente en **pequeñas tareas del hogar** refuerza su autoestima y sentido de utilidad y también contribuye a **mantener o retrasar el deterioro funcional y cognitivo**. Lejos de sobreproteger, el objetivo es **acompañar y adaptar** para que la persona, dentro de sus posibilidades, mantenga el máximo nivel de independencia.

¿Por qué es importante implicar al usuario?

▸ Refuerza el **sentimiento de valía personal**.

▸ Favorece la **estimulación física y mental**.

▸ Reduce la **pasividad** y el aislamiento.

▼ Mejora el **estado de ánimo** y la percepción de control sobre su entorno.

▼ Fomenta rutinas saludables y una estructura del día.

No se trata de que la persona "ayude", sino de devolverle protagonismo sobre su propio espacio y hábitos cotidianos.

¿Qué tareas pueden realizar, según su nivel de capacidad?

La implicación debe adaptarse a **las limitaciones físicas, cognitivas y emocionales** de cada persona. El cuidador debe observar, guiar y adaptar según el caso.

9.8.1 Personas con autonomía parcial o deterioro leve

Pueden participar en tareas sencillas con supervisión.

▼ Regar plantas.

▼ Sacudir cojines o doblar toallas pequeñas.

▼ Colocar objetos en su lugar (mandos, libros, gafas...).

▼ Barrer una zona delimitada.

▼ Guardar ropa doblada en cajones accesibles.

▼ Ayudar a comprobar que luces o electrodomésticos están apagados.

9.8.2 Personas con deterioro cognitivo moderado

Pueden realizar tareas automáticas o simbólicas, con acompañamiento.

▼ Separar calcetines por colores.

▼ Pasar un paño seco por la mesa.

⬢ Sujetar objetos mientras se realiza una reparación simple.

⬢ Revisar si las puertas o ventanas están cerradas.

⬢ Elegir entre dos opciones para organizar un cajón o una bandeja.

9.8.3 Personas con movilidad muy reducida o encamadas

En estos casos, la participación puede ser mínima pero significativa.

⬢ Elegir qué ropa usar o qué manta colocar.

⬢ Decidir el orden de una tarea (por ejemplo: qué doblar primero).

⬢ Pulsar un interruptor, comprobar la hora o responder verbalmente ante pequeñas elecciones.

⬢ Acompañar visual y verbalmente al cuidador mientras realiza la tarea (narrar, opinar, elegir).

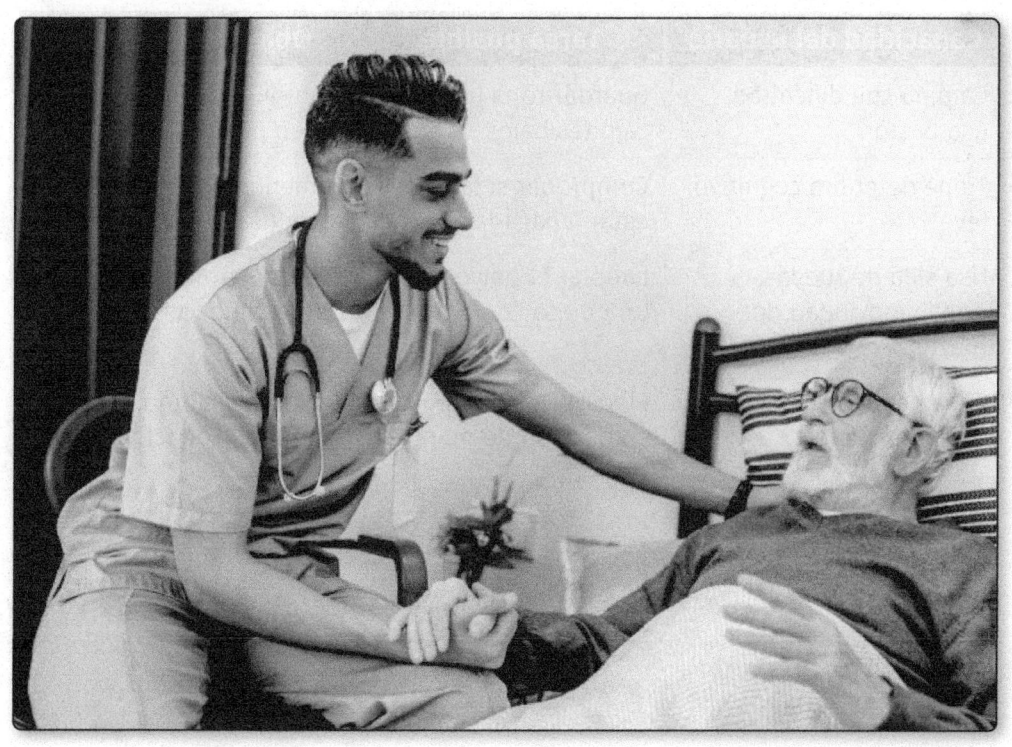

Algunas técnicas para fomentar su implicación son:

- **Descomponer las tareas** en pasos simples y asequibles.
- Proporcionar **materiales seguros y adaptados** (por ejemplo, paños ligeros, plantas fáciles de cuidar).
- Usar **instrucciones claras y amables**, evitando órdenes.
- **Valorar y reforzar positivamente** cada acción realizada, por mínima que sea.
- **Establecer rutinas**: pequeñas responsabilidades asignadas en momentos del día.
- **Evitar correcciones constantes** si la tarea no se hace "perfectamente"; lo importante es la participación.

A continuación, se expone un ejemplo de planificación adaptada:

Capacidad del usuario	Tarea posible	Objetivo funcional
Camina con dificultad, usa bastón	Guardar ropa ligera en cajones bajos	Mantener movilidad, orden personal
Tiene deterioro cognitivo leve	Comprobar si las luces están apagadas	Fomentar atención y responsabilidad
Usa silla de ruedas, buena movilidad de brazos	Limpiar el polvo de una mesa con paño	Fortalecer motricidad y autoestima
Encamado, conserva expresión verbal	Elegir el orden de colocación de mantas	Sentirse incluido, mantener rol activo

10

Riesgos domésticos

El entorno doméstico, aunque familiar y cotidiano, puede presentar **riesgos importantes para la seguridad**, especialmente en hogares donde viven **personas dependientes**. Las limitaciones físicas, sensoriales o cognitivas pueden dificultar la **detección temprana de peligros** o la capacidad de reacción ante una emergencia. Por ello, la prevención y la observación activa son fundamentales para mantener un hogar seguro, adaptado y libre de factores que puedan desencadenar accidentes graves.

10.1 RIESGOS ELÉCTRICOS EN EL HOGAR: CORTOCIRCUITOS, ELECTROCUCIÓN, INCENDIOS DE ORIGEN ELÉCTRICO (PREVISIÓN Y DETECCIÓN)

Los **riesgos eléctricos** están presentes en casi todas las estancias del hogar, debido a la gran cantidad de aparatos que requieren electricidad para su funcionamiento. En personas dependientes, estos riesgos se agravan por factores como **uso constante de dispositivos (camas articuladas, audífonos, grúas, etc.)**, movilidad reducida o dificultad para detectar fallos.

Los riesgos principales asociados a la electricidad son:

1. **Cortocircuitos:** se producen cuando dos conductores (fase y neutro) entran en contacto directo, provocando una descarga eléctrica.

- **Causas comunes**: enchufes defectuosos, cables pelados, sobrecarga de regletas.

2. **Electrocución:** contacto directo con una corriente eléctrica que atraviesa el cuerpo.

    - **Particularmente peligroso en baños, cocinas o si hay suelos mojados**.

3. **Incendios de origen eléctrico**: uno de los **principales causantes de incendios domésticos**.

    - Suelen iniciarse por cortocircuitos, sobrecalentamiento de aparatos o mal estado de las instalaciones eléctricas.

¿Cuáles son las principales medidas de prevención?

1. **Instalaciones seguras:**

    - Contar con una **instalación eléctrica actualizada**, revisada por profesional autorizado.

    - Disponer de un **interruptor diferencial** que corte la corriente en caso de fuga o contacto accidental.

    - No realizar **conexiones improvisadas** ni manipulaciones sin conocimientos técnicos.

2. **Enchufes y regletas:**

    - Evitar **sobrecargar enchufes o ladrones** con varios electrodomésticos potentes a la vez.

    - No usar **regletas antiguas o sin interruptor** de seguridad.

    - Desconectar aparatos que no se estén utilizando.

3. **Cables y aparatos eléctricos:**

    - Revisar periódicamente el **estado de cables y enchufes** (no deben estar pelados, doblados ni rotos).

- No cubrir cables con alfombras ni colocarlos bajo muebles pesados.

- No utilizar aparatos eléctricos con **las manos húmedas o en suelos mojados**.

4. **En baños y cocinas:**

   - Mantener **aparatos alejados de zonas de agua**.

   - Secar bien las manos antes de manipular interruptores o enchufes.

   - Usar aparatos diseñados para ambientes húmedos y con aislamiento adecuado.

Las señales de alerta para una detección temprana ante fallos eléctricos son las siguientes:

- Olor a quemado cerca de enchufes o aparatos.
- Chispazos al conectar o desconectar.
- Enchufes que se calientan en exceso.
- Luces que parpadean sin causa aparente.
- Disyuntor que salta con frecuencia.

¿Qué hacer ante una situación de riesgo?

1. **Desconectar la corriente** eléctrica desde el cuadro general si se detecta una anomalía.

2. **No tocar aparatos o enchufes** sospechosos.

3. **Ventilar el espacio** si hay olor a quemado.

4. En caso de incendio, **nunca usar agua**. Solo usar **extintores de tipo CO_2 o polvo químico**.

5. Contactar con un **técnico autorizado o con emergencias** si se produce un incidente grave.

10.2 RIESGOS ASOCIADOS AL USO DE ELECTRODOMÉSTICOS: SOBRECALENTAMIENTO, MAL USO DE APARATOS, ACCIDENTES COMUNES Y CÓMO PREVENIRLOS

Los **electrodomésticos** están presentes en casi todas las estancias del hogar y son fundamentales para el desarrollo de tareas cotidianas: cocinar, calentar, refrigerar, limpiar, planchar... Sin embargo, su uso inadecuado o su deterioro puede ocasionar **accidentes graves**, como **quemaduras, incendios, descargas eléctricas o cortes**. En viviendas con personas dependientes, el riesgo se incrementa debido a factores como **falta de movilidad, deterioro cognitivo, pérdida de reflejos o distracción**.

Los riesgos más frecuentes son:

▼ **Sobrecarga eléctrica o sobrecalentamiento** por un uso prolongado sin supervisión.

▼ **Uso de aparatos con cables pelados o enchufes deteriorados**.

▼ **Ubicación inadecuada** (sobre superficies inestables, en zonas húmedas o cerca de cortinas).

▼ **Aparatos sin mantenimiento** (hornos, microondas, planchas, calefactores).

▼ **Dejar electrodomésticos encendidos sin supervisión**, especialmente planchas o cocinas eléctricas.

Los accidentes comunes relacionados son:

Electrodoméstico	Accidente frecuente	Causa habitual
Plancha eléctrica	Quemaduras, incendio	Olvido al dejarla encendida, superficie inestable
Calefactores	Incendio, sobrecalentamiento	Obstrucción de rejillas, contacto con ropa

Electrodoméstico	Accidente frecuente	Causa habitual
Microondas	Explosión de alimentos, incendios	Uso de recipientes no aptos, sobrecalentamiento
Lavadora	Inundación, descarga	Mal cierre, cable mojado o manipulación con manos húmedas
Batidora o picadora	Corte grave	Introducción de manos sin apagar el aparato

Algunas medidas de prevención son:

- ▼ **Leer siempre las instrucciones de uso del fabricante.**

- ▼ No dejar **electrodomésticos en funcionamiento sin vigilancia,** especialmente si generan calor.

- ▼ Colocar los aparatos **lejos de cortinas, tejidos, agua o fuentes de gas.**

- ▼ **Desenchufar después de usar**, salvo en aparatos que requieren conexión continua (frigorífico, congelador).

- ▼ **No conectar varios aparatos potentes en una misma regleta.**

- ▼ En el caso de personas dependientes, evitar que accedan sin supervisión a electrodomésticos peligrosos.

Recuerda

Para ciertos usuarios, es aconsejable desactivar o guardar aparatos peligrosos cuando no se utilicen (como planchas, tostadoras o cuchillos eléctricos).

10.3 RIESGOS DE LAS INSTALACIONES DE GAS: FUGAS, INCENDIOS O EXPLOSIONES, INTOXICACIÓN POR MONÓXIDO DE CARBONO (MEDIDAS DE SEGURIDAD)

Las **instalaciones de gas domésticas** —ya sean de gas natural, butano o propano— son seguras siempre que estén bien mantenidas. Sin embargo, un pequeño fallo puede derivar en consecuencias muy graves como **explosiones, incendios o intoxicaciones**, sobre todo si no se detecta la fuga a tiempo o se actúa de forma inadecuada.

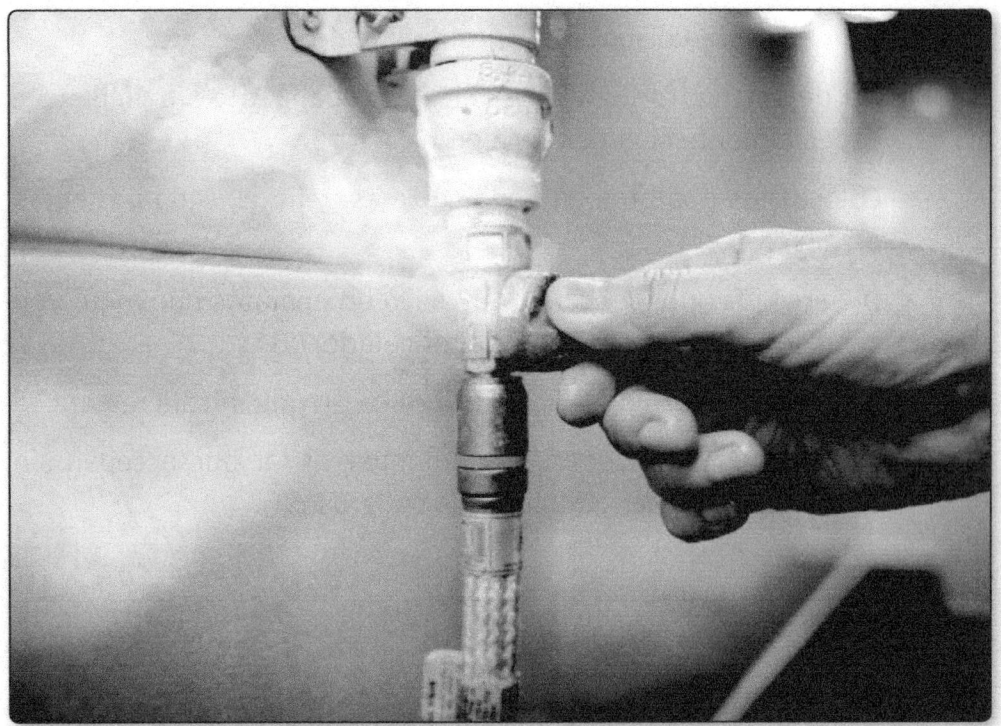

Las personas dependientes están particularmente expuestas a estos riesgos si no pueden percibir olores, si olvidan cerrar la llave de paso o si no comprenden el funcionamiento de los aparatos.

Los principales riesgos asociados son:

1. **Fugas de gas:**

   - Por deterioro de las gomas, flexos o conexiones.
   - Por llaves mal cerradas o instalaciones obsoletas.

2. **Explosiones o incendios:**

   - Cuando una fuga entra en contacto con una chispa, fuego abierto o aparato eléctrico.

3. **Intoxicación por monóxido de carbono (CO):**

   - El CO es un gas **incoloro, inodoro y letal** que puede liberarse en la combustión deficiente de calentadores o estufas de gas sin ventilación adecuada.

Algunas señales de alerta son:

- Olor a gas persistente o inusual (el gas butano y natural tienen olor añadido precisamente para detectarlo).
- Aparición de **manchas negras** alrededor de los quemadores.
- Llama **amarillenta** (debe ser azul en condiciones normales).
- Mareos, dolor de cabeza o náuseas al estar en la cocina o el baño: pueden ser síntomas de **intoxicación por CO**.

Es importante considerar como medidas de seguridad las siguientes:

- **Cerrar la llave de paso del gas** siempre que no se utilice.
- **Revisar anualmente** el estado de gomas, conexiones y aparatos.
- **Nunca tapar las rejillas de ventilación**, incluso en invierno.
- Instalar **detectores de gas y monóxido de carbono** en zonas clave.
- No usar **llamas (cerillas, mecheros)** si se sospecha una fuga.
- Ventilar inmediatamente y **llamar a los servicios técnicos o emergencias**.

Por último, algunas buenas prácticas cotidianas son:

▸ En instalaciones de gas butano o propano:

- Comprobar la **fecha de caducidad de la goma flexible** y del regulador.

- Cambiar los componentes antes de su vencimiento, incluso si parecen en buen estado.

▸ En calentadores o estufas:

- Verificar que tienen **salida de humos correcta**.

- Apagar al salir del domicilio o antes de dormir.

10.4 OTROS RIESGOS COMUNES EN EL HOGAR: CAÍDAS AL MISMO NIVEL O DE ALTURA, CORTES, INTOXICACIONES POR PRODUCTOS DE LIMPIEZA, INCENDIOS DOMÉSTICOS POR DESCUIDOS

El hogar, aunque concebido como un espacio de seguridad y confort, puede convertirse en un **entorno de riesgo potencial**, especialmente para personas mayores o dependientes. Algunas de las situaciones más frecuentes están relacionadas con **caídas, cortes, intoxicaciones e incendios**, que en personas con movilidad limitada o deterioro cognitivo pueden tener consecuencias graves o incluso mortales si no se detectan y previenen a tiempo.

10.4.1 Caídas al mismo nivel o desde alturas

Las caídas son el **accidente doméstico más frecuente** y una de las principales causas de hospitalización en personas mayores.

Algunos factores de riesgo son:

▸ Suelos mojados o encerados.

▸ Alfombras mal fijadas.

▶ Escaleras sin barandilla o con escalones desiguales.

▶ Objetos en el suelo: calzado, cables, cajas...

▶ Iluminación deficiente.

▶ Calzado inadecuado (zapatillas abiertas o sin sujeción).

Sus consecuencias son:

▶ Fracturas, golpes, heridas en la cabeza.

▶ Miedo a volver a caminar sin ayuda.

▶ Aislamiento por pérdida de movilidad.

10.4.2 Cortes

Los cortes suelen producirse al manipular objetos afilados sin precaución, tanto en cocina como en el baño o zona de bricolaje.

Las causas comunes son:

▶ Uso de cuchillos sin supervisión o inadecuados.

▶ Rotura de cristales o vajilla.

▶ Aparatos eléctricos con cuchillas (batidora, cortapelos, etc.).

▶ Tijeras sin punta redondeada.

10.4.3 Intoxicaciones por productos de limpieza

El uso de productos químicos en el hogar puede suponer un **grave riesgo para la salud** si se manipulan sin cuidado o se almacenan de forma inadecuada.

Algunas situaciones peligrosas son:

▶ Mezcla de productos incompatibles (lejía y amoníaco, por ejemplo).

▶ Ingestión accidental (especialmente en personas con deterioro cognitivo).

▶ Inhalación de vapores en espacios poco ventilados.

Es fundamental guardar los productos de limpieza en armarios cerrados y etiquetados, nunca en botellas reutilizadas sin identificar.

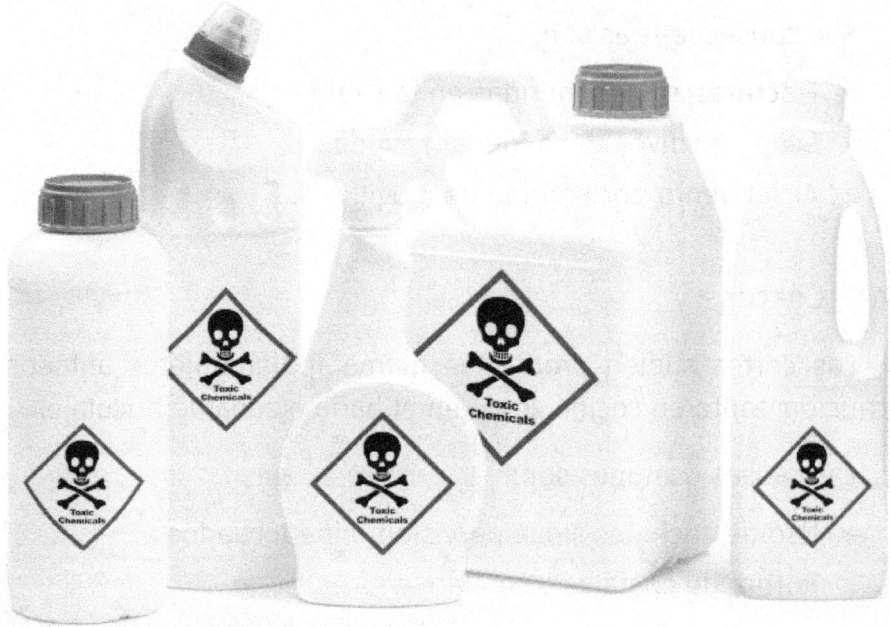

10.4.4 Incendios domésticos por descuidos

Los descuidos son la causa más habitual de incendios domésticos: **velas, estufas, cocinas sin supervisión o enchufes sobrecargados**.

Ejemplos de riesgo incluyen:

▶ Dejar sartenes al fuego y ausentarse.

▶ Encender velas sin soporte estable o cerca de cortinas.

▶ Fumar en la cama o sin apagar completamente el cigarro.

▶ Colocar ropa sobre estufas.

Algunas consecuencias posibles son:

- Incendios graves.
- Intoxicación por humo.
- Quemaduras.

10.5 MEDIDAS DE PREVENCIÓN DE ACCIDENTES: SEÑALIZACIÓN CASERA (ETIQUETAS, AVISOS), ALFOMBRAS ANTIDESLIZANTES, INSTALACIÓN DE DETECTORES DE HUMO Y GAS, EXTINTORES DOMÉSTICOS

La prevención en el hogar debe basarse en **la identificación de zonas de riesgo y la implementación de medidas prácticas** que reduzcan la probabilidad de accidentes. La seguridad no siempre requiere grandes reformas: **pequeños cambios** pueden marcar una gran diferencia, sobre todo en hogares con personas dependientes.

10.5.1 Señalización casera

El objetivo es ayudar a identificar riesgos y facilitar la orientación, especialmente en personas con pérdida de memoria o deterioro cognitivo.

Algunos ejemplos son:

- **Etiquetas en armarios y cajones** para recordar qué contiene cada uno.
- Carteles con texto grande indicando "cerrar llave de gas", "no tocar", "precaución: suelo mojado".
- Señales visuales (iconos, flechas, colores) para reforzar la comprensión.

10.5.2 Alfombras antideslizantes y elementos de sujeción

Se debe:

▼ Sustituir alfombras sueltas por otras con **base adherente o con cinta antideslizante**.

▼ Instalar **pasamanos y barras de apoyo** en escaleras, baño y zonas de difícil acceso.

▼ Usar **sillas con reposabrazos** para facilitar incorporaciones.

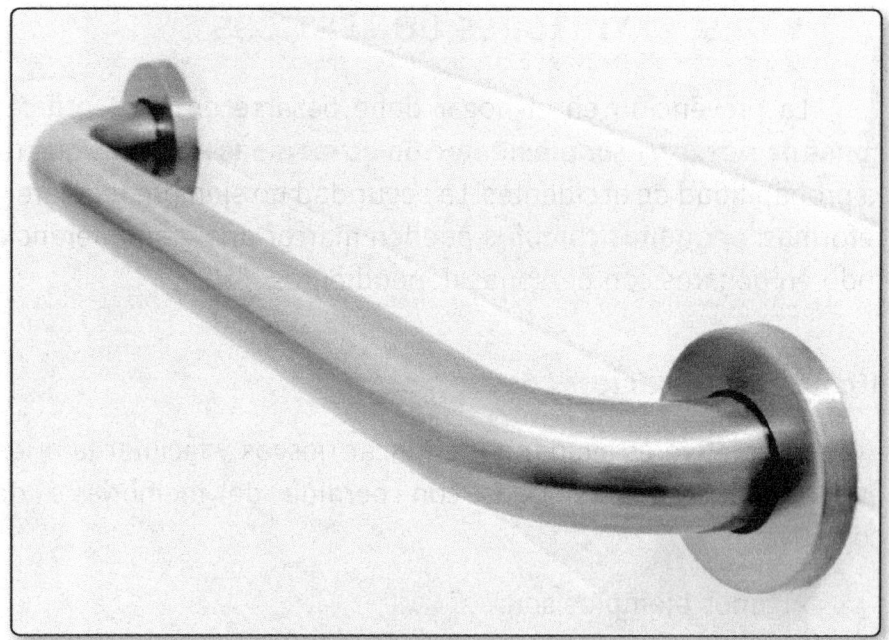

10.5.3 Detectores y dispositivos de seguridad

La instalación de detectores y dispositivos de seguridad es algo muy útil. A continuación, se describen las funciones y la ubicación recomendada para distintos dispositivos:

Dispositivo	Función principal	Ubicación recomendada
Detector de humo	Avisar ante presencia de humo o principio de incendio	Pasillos, dormitorios, cerca de cocina
Detector de gas	Alertar ante fuga de gas (natural, butano, propano)	Cocina, baño o zona con calentador
Detector de monóxido	Detectar presencia de CO inodoro y letal	Cerca de estufas o calentadores
Detector de movimiento	Encender luz automáticamente al pasar	Pasillos, escaleras, zonas comunes

10.5.4 Extintores domésticos

Contar con un **extintor de uso doméstico**, preferentemente de **polvo ABC**, es una medida eficaz ante pequeños incendios.

Algunas recomendaciones son:

- Colocar en zona visible y accesible (cocina o entrada).
- No ubicarlo detrás de muebles ni a demasiada altura.
- Revisar que esté **dentro de la fecha de revisión** (cada 12 meses) y que mantenga la presión correcta.

10.6 ACTUACIÓN BÁSICA EN CASO DE ACCIDENTE DOMÉSTICO: PRIMEROS AUXILIOS INMEDIATOS Y PROTOCOLOS DE EMERGENCIA (A QUIÉN AVISAR, INFORMACIÓN QUE PROPORCIONAR)

Aunque se adopten todas las medidas preventivas posibles, los **accidentes domésticos pueden producirse**. Por ello, es fundamental que tanto la persona cuidadora como los familiares o convivientes conozcan **cómo actuar de inmediato**, aplicando primeros auxilios básicos y activando los **protocolos de emergencia adecuados**. Una respuesta rápida y organizada puede **salvar vidas, minimizar secuelas y evitar el agravamiento de la situación**.

Los **primeros auxilios** son aquellas medidas inmediatas que se aplican en el lugar del accidente hasta que llega ayuda profesional.

Los principios básicos son:

▶ Mantener la **calma** y proteger al accidentado y a uno mismo.

▶ Evaluar rápidamente la **situación**: tipo de accidente, gravedad, nivel de conciencia.

▶ Aplicar **medidas básicas según el caso**, sin realizar maniobras complejas si no se tiene formación.

Algunas actuaciones comunes son:

Tipo de accidente	Primeros auxilios
Heridas y cortes	Lavar con agua, presionar con gasa, cubrir. No retirar objetos clavados.
Quemaduras leves	Agua fría durante 10–15 minutos. No aplicar cremas ni reventar ampollas.
Golpes o caídas	Inmovilizar si hay dolor intenso. Aplicar frío local. Observar signos de traumatismo.
Intoxicaciones	No provocar el vómito. Llamar al 112 o al Instituto Nacional de Toxicología (91 562 04 20).
Electrocución	Cortar la corriente antes de tocar a la persona. Valorar respiración y conciencia.
Inconsciencia	Valorar respiración. Si respira, colocar en posición lateral de seguridad.
Parada cardiorrespiratoria	Iniciar RCP si se tiene formación: compresiones torácicas a 100-120/min.

¿A quién avisar y qué información proporcionar?

El **teléfono de emergencias en España es el 112** (gratuito y disponible 24h). También se puede recurrir a **servicios médicos, policía o bomberos** según el tipo de emergencia.

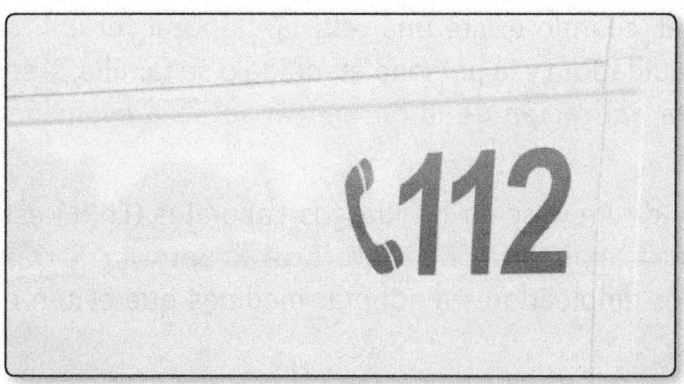

Al realizar la llamada:

▶ Indicar **qué ha pasado**: tipo de accidente.

▶ Señalar si hay personas heridas, inconscientes o en riesgo vital.

▶ Proporcionar la **dirección exacta** (calle, número, piso, ciudad).

▶ Identificarse: nombre y relación con la persona afectada.

▶ Seguir **las instrucciones del operador** sin colgar hasta que lo indiquen.

Es muy recomendable tener en lugar visible o accesible:

▶ **Listado de enfermedades crónicas y medicamentos actuales.**

▶ **Alergias conocidas.**

▶ Datos de contacto de familiares o responsables.

▶ Documento con **instrucciones anticipadas** (si existe).

Se debe disponer de un pequeño protocolo de actuación visible cerca del teléfono o en la entrada de la vivienda.

10.7 NORMATIVA SOBRE PREVENCIÓN DE RIESGOS EN EL ÁMBITO DOMICILIARIO Y LABORAL (APLICACIÓN DE LA LEY DE PREVENCIÓN DE RIESGOS LABORALES PARA CUIDADORES A DOMICILIO)

Aunque el domicilio no es un centro de trabajo en sentido convencional, cuando existe una **relación laboral formalizada** entre el cuidador o cuidadora y la persona atendida o su familia, sí se debe tener en cuenta la **aplicación de la normativa sobre prevención de riesgos laborales**.

La Ley de Prevención de Riesgos Laborales (LPRL) establece que **toda persona trabajadora tiene derecho a un entorno de trabajo seguro**, y obliga a los empleadores a adoptar medidas que eviten o minimicen riesgos.

En el caso del **empleo de hogar o cuidado domiciliario**, esta normativa se adapta de manera particular, teniendo en cuenta las siguientes características:

¿Quién es el empleador?

En los contratos de cuidado doméstico, suele ser la **familia o persona titular del domicilio**.

Las obligaciones básicas del empleador son:

▸ Informar a la persona contratada sobre **riesgos específicos del hogar** (uso del gas, acceso a zonas peligrosas, animales, etc.).

▸ Garantizar que el entorno de trabajo **no entraña peligro evidente** (instalaciones seguras, productos bien etiquetados, electrodomésticos en buen estado).

▸ Proporcionar **material de trabajo en condiciones**: guantes, calzado adecuado, productos seguros.

▸ Indicar qué **tareas están permitidas** y cuáles requieren precauciones especiales.

¿Cuáles son las obligaciones del cuidador o cuidadora?

▸ **Cumplir las normas básicas de seguridad** en el entorno (no manipular gas sin formación, no sobrecargar enchufes...).

▸ Usar correctamente los equipos o productos proporcionados.

▸ Comunicar cualquier **riesgo detectado** que pueda afectar a su integridad o la de la persona cuidada.

Aunque la ley exime al empleador doméstico de ciertos requisitos formales (como elaborar un plan de prevención completo), sí debe velar por la **salud física y psíquica del trabajador**, evitando tareas peligrosas o que superen su capacidad.

Aunque no es obligatoria la formación en este sentido, se recomienda que los cuidadores/as:

▸ Reciban **formación básica en prevención de riesgos**.

▸ Conozcan **protocolos de emergencia y primeros auxilios**.

▸ Accedan a información sobre **uso seguro de productos químicos, ayudas técnicas y manipulación de cargas**.

11

Teleasistencia

La **teleasistencia** es uno de los recursos más eficaces para garantizar la **seguridad, la atención inmediata y la autonomía** de las personas mayores o dependientes que viven solas o pasan largos periodos sin supervisión directa. Su implantación en el ámbito domiciliario ha supuesto una revolución en la forma de **prestar ayuda sin presencia física permanente**, ofreciendo acompañamiento, asistencia y contacto directo con profesionales o familiares en caso de emergencia.

11.1 CONCEPTO DE TELEASISTENCIA: DEFINICIÓN Y OBJETIVOS EN LA ATENCIÓN DOMICILIARIA DE PERSONAS DEPENDIENTES

La **teleasistencia domiciliaria** es un servicio de apoyo social y sanitario que permite a las personas mayores, con discapacidad o en situación de dependencia **mantenerse en su hogar con mayor seguridad y autonomía**, al contar con un sistema que **les conecta de forma inmediata con un centro de atención profesional** ante cualquier necesidad, urgencia o situación de riesgo.

Este servicio combina **tecnología accesible** (terminales, pulsadores, sensores) con **atención personalizada**, ofreciendo a las personas usuarias una vía directa para **comunicarse con profesionales disponibles las 24 horas del día**, los 365 días del año. A través de una simple pulsación en un botón (colgado al cuello o en forma de pulsera), el usuario establece contacto con un operador especializado, que evalúa la situación, ofrece apoyo inmediato y, si es necesario, activa los servicios de emergencia o informa a los familiares.

¿Cuáles son los objetivos principales de la teleasistencia?

1. **Proporcionar una atención inmediata en situaciones de emergencia:** ante caídas, mareos, incendios, estados de confusión, crisis emocionales o cualquier situación que requiera asistencia urgente, el sistema permite **actuar rápidamente**, incluso si la persona no puede moverse hasta el teléfono.

Ejemplo

Una persona mayor que sufre una caída en el baño y no puede levantarse puede activar el botón de teleasistencia para recibir ayuda sin necesidad de desplazarse.

---

2. **Fomentar la permanencia en el domicilio con seguridad:** uno de los principales beneficios de la teleasistencia es que **favorece la vida independiente en el entorno familiar**, evitando ingresos prematuros en residencias o centros sociosanitarios. La tranquilidad de saber que puede pedir ayuda en cualquier momento **reduce el miedo y la ansiedad**, tanto en la persona usuaria como en sus cuidadores y familia.

3. **Prevenir situaciones de aislamiento y soledad:** algunos servicios de teleasistencia incorporan **llamadas de seguimiento o acompañamiento**, especialmente en personas que viven solas. Estas llamadas permiten:

   - Comprobar el estado de salud.
   - Recordar medicación.

- Detectar signos de deterioro físico o psicológico.
- Proporcionar **apoyo emocional y escucha activa**.

4. **Facilitar la coordinación con otros recursos sanitarios o sociales:** la teleasistencia actúa como **puente entre el hogar y los servicios públicos o privados**: centros de salud, servicios sociales, ambulancias, policía, familiares... Esto permite una **respuesta integrada y eficaz** ante cualquier necesidad o crisis.

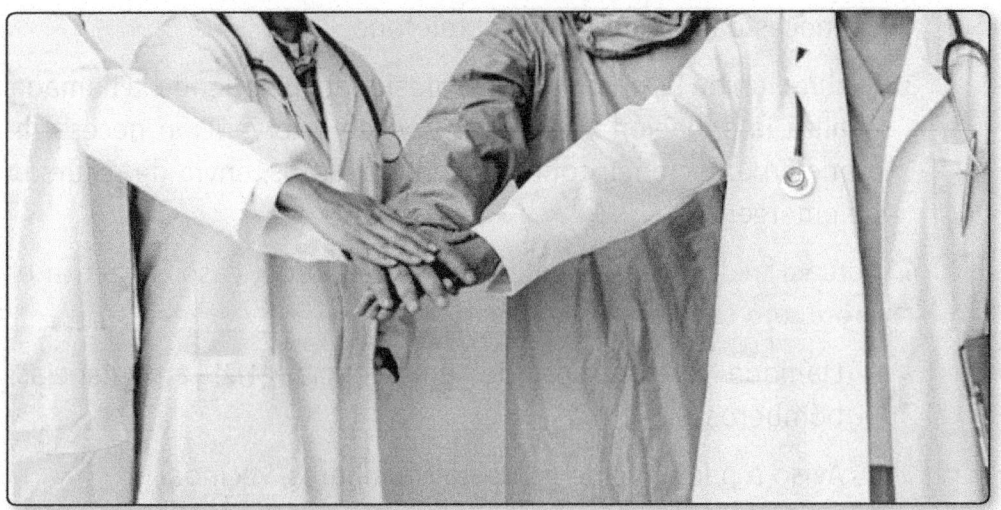

11.2 FUNCIONAMIENTO DE UN SERVICIO DE TELEASISTENCIA: CENTRAL RECEPTORA DE ALARMAS, PROFESIONALES INTERVINIENTES Y PROTOCOLOS DE RESPUESTA

El servicio de teleasistencia se basa en un sistema estructurado que garantiza una **respuesta rápida, eficaz y personalizada** ante cualquier necesidad de la persona usuaria. Para ello, combina la tecnología con un equipo humano profesional coordinado desde una **central receptora de alarmas**.

¿Cómo funciona?

1. **Activación de la alerta**: la persona usuaria pulsa un **dispositivo de emergencia** (normalmente un colgante o una pulsera) conectado a un **terminal instalado en su domicilio**. También puede generarse una alerta automática si el sistema detecta situaciones anómalas (inactividad, humo, caída...).

2. **Comunicación inmediata**: el terminal abre una **conexión directa con la central receptora**, permitiendo la comunicación por voz, sin necesidad de descolgar el teléfono.

3. **Evaluación de la situación**: el profesional que atiende la llamada analiza la situación y valora el tipo de intervención necesaria: atención emocional, contacto con familiares, envío de recursos de emergencia...

4. **Actuación según protocolo**: dependiendo del caso, se activa el **protocolo correspondiente**:

   - Llamada a servicios de emergencia (112, ambulancias, bomberos...).

   - Aviso a personas de contacto (familiares, vecinos).

   - Seguimiento posterior para comprobar evolución.

5. **Registro de la intervención**: toda llamada queda registrada en el sistema con **fecha, hora, contenido y respuesta realizada**, lo que permite un seguimiento profesional y continuo.

Los profesionales intervinientes son:

- **Operadores de teleasistencia**: atienden las llamadas, ofrecen apoyo inmediato, activan recursos y realizan seguimientos.

- **Coordinadores o supervisores**: organizan las actuaciones cuando hay varios casos simultáneos o emergencias complejas.

- **Asistentes domiciliarios o personal de intervención móvil (en algunos modelos)**: se desplazan al domicilio si es necesario.
- **Técnicos de mantenimiento**: instalan y revisan los dispositivos.

Algunos protocolos de respuesta habituales son los siguientes:

Situación detectada	Respuesta del sistema
Caída con dificultad para levantarse	Aviso a familia o emergencias. Se mantiene comunicación hasta que llegue ayuda.
Crisis emocional o desorientación	Contención verbal, evaluación del estado, posible llamada a familiar o médico.
Fuego, gas, humo	Aviso inmediato a bomberos y evacuación si procede.
Falta de respuesta del usuario	Verificación telefónica + llamada a contactos de emergencia.

11.3 DISPOSITIVOS Y TECNOLOGÍAS DE TELEASISTENCIA: TERMINALES EN EL DOMICILIO, PULSADORES (COLGANTES O PULSERAS), SENSORES AMBIENTALES Y APLICACIONES MÓVILES DE APOYO

El avance tecnológico ha ampliado las posibilidades de la teleasistencia, incorporando una variedad de **dispositivos adaptados a distintas situaciones**. Estos aparatos permiten una atención más personalizada y eficiente, y en muchos casos, **automática o preventiva**, sin necesidad de que la persona pulse ningún botón.

¿Cuáles son las terminales en el domicilio?

- Dispositivo central instalado en casa (generalmente cerca del teléfono).
- Incluye **micrófono y altavoz de alta sensibilidad** para permitir conversación a distancia.

▶ Algunos modelos tienen **pantalla para videollamadas** o conexión a sensores complementarios.

▶ Se conecta a través de línea telefónica o red móvil (GSM).

Con respecto a los **pulsadores personales (colgantes y pulseras)**, las características esenciales son:

▶ Dispositivo portátil y ligero que la persona usuaria lleva consigo en todo momento.

▶ Puede ser tipo **medallón colgado al cuello o pulsera impermeable**.

▶ Activación por simple pulsación.

▶ A prueba de agua para uso continuo (ducha, lavado de manos).

▶ Algunos modelos incluyen **detector de caídas automático**.

Por su parte, los **sensores ambientales** son tecnología pasiva que detecta situaciones anómalas sin intervención directa del usuario:

▶ **Detector de humo o gas**: activa una alerta si se detectan partículas peligrosas.

▶ **Sensor de presencia o movimiento**: identifica inactividad prolongada (por ejemplo, si no se entra al baño o no se enciende la luz).

▶ **Sensores de apertura de puertas**: útil en personas con riesgo de fuga o desorientación.

▶ **Alfombrillas con sensor de presión**: avisan si alguien se cae o no regresa a la cama.

Estos sensores permiten una modalidad de teleasistencia más **predictiva y proactiva**, especialmente útil en casos de deterioro cognitivo.

Por último, algunas aplicaciones móviles y teleasistencia avanzada son las siguientes:

▸ Apps que permiten a cuidadores y familiares **hacer seguimiento en tiempo real**, recibir avisos o establecer contacto directo.

▸ En usuarios autónomos con móvil, algunas apps de teleasistencia incluyen **botón de emergencia**, localización GPS o recordatorios de medicación.

▸ Algunas plataformas permiten **videollamadas asistidas**, control de dispositivos del hogar y acceso a recursos sociales o sanitarios.

11.4 UTILIDADES Y SERVICIOS QUE PRESTA LA TELEASISTENCIA: ATENCIÓN URGENTE 24/7, SEGUIMIENTO PERIÓDICO DE LA PERSONA, COMPAÑÍA Y APOYO SOCIAL A DISTANCIA

El servicio de **teleasistencia domiciliaria** no se limita únicamente a la **respuesta ante emergencias**, sino que incluye una gama más amplia de **funciones preventivas, sociales y de acompañamiento**, especialmente pensadas para personas en situación de dependencia, aislamiento o vulnerabilidad.

La función más reconocida del servicio es su capacidad de **respuesta inmediata ante situaciones de emergencia**, disponible en todo momento.

▸ **Activación inmediata** desde el domicilio o fuera de él (en dispositivos móviles).

▸ **Interlocución directa con personal especializado**, que valora la situación y actúa según el protocolo.

▸ **Movilización de recursos**: servicios médicos, familiares, fuerzas de seguridad o emergencias.

⊳ Supervisión de situaciones como:

- Caídas o golpes.
- Desorientación.
- Incendios o escapes de gas.
- Ansiedad, crisis emocional o soledad intensa.

Este servicio ofrece una red de seguridad constante para la persona usuaria y tranquilidad para sus familiares.

Más allá de la atención reactiva, muchas plataformas de teleasistencia ofrecen **seguimiento preventivo**, especialmente en personas con alto grado de dependencia, problemas de memoria o soledad crónica.

⊳ **Llamadas programadas de control** para verificar el estado general, recordar citas médicas o confirmar rutinas (como tomar medicación).

⊳ Detección de **cambios en la conducta** (apatía, desorientación, síntomas físicos).

⊳ Registro de incidencias y evolución del estado de la persona.

Por último, una de las funciones más valiosas, aunque menos visibles, es el **apoyo emocional y social** que ofrece el servicio.

⊳ Conversaciones para **aliviar la sensación de aislamiento**, especialmente en personas que viven solas.

⊳ Derivación a **recursos sociales o comunitarios** en caso de necesidad (ayuda a domicilio, servicios sociales, apoyo psicológico).

⊳ Promoción del **envejecimiento activo y la permanencia en el domicilio** con dignidad.

▸ Programas de **estímulo cognitivo o social** (en algunos servicios avanzados).

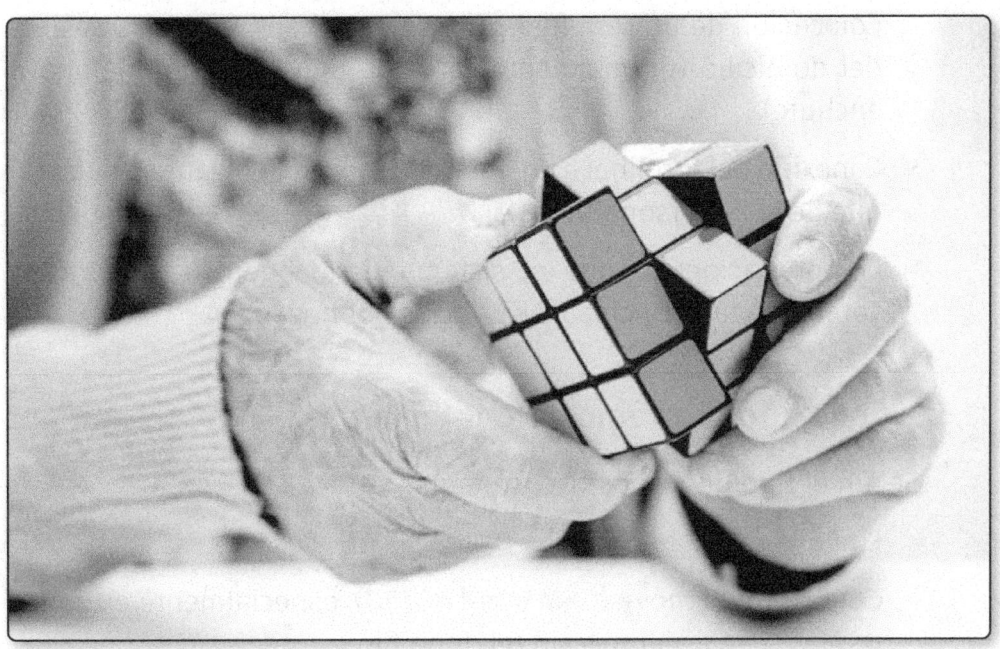

11.5 REQUISITOS PARA LA IMPLANTACIÓN DE LA TELEASISTENCIA: INSTALACIÓN EN EL HOGAR, CONEXIÓN TELEFÓNICA O INTERNET, COBERTURA TERRITORIAL Y CONTINUIDAD DEL SERVICIO

Para que el servicio de teleasistencia funcione de forma eficaz y estable, es necesario cumplir con una serie de **requisitos técnicos, logísticos y territoriales**. Estos requisitos pueden variar ligeramente en función del tipo de servicio (público o privado), pero en general comparten los siguientes elementos esenciales.

11.5.1 Instalación en el hogar

Implica:

▸ Colocación de un **terminal o base central** en un lugar accesible del domicilio (normalmente cerca de una toma de teléfono o enchufe).

▸ Conexión del terminal a un **pulsador remoto** (colgante o pulsera) que lleva la persona usuaria.

▸ Comprobación de que el sistema tiene buena cobertura de sonido en las principales estancias del hogar.

11.5.2 Conexión telefónica o a Internet

Según el tipo de dispositivo, se requiere:

▸ **Línea fija de telefonía** o,

▸ **Conectividad móvil (GSM o red 4G/5G)**, especialmente en zonas rurales o en viviendas sin teléfono fijo.

▸ Algunos servicios avanzados requieren **conexión a Internet**, especialmente si se incluyen cámaras, videollamadas o aplicaciones móviles.

11.5.3 Cobertura territorial

Esto supone:

▸ El servicio debe garantizar cobertura en **todas las zonas del domicilio** y, si es móvil, también en exteriores.

▸ Las empresas o entidades prestadoras deben operar en la **zona geográfica donde reside la persona usuaria**.

▸ En zonas rurales o con poca infraestructura, se utilizan **terminales con tarjeta SIM propia** para asegurar conexión.

11.5.4 Continuidad del servicio

La teleasistencia debe ser un servicio **constante, fiable y supervisado**, que funcione en cualquier momento del día.

- ▸ **Baterías de respaldo** en los terminales para mantener la conexión en caso de corte eléctrico.

- ▸ **Mantenimiento periódico** de los equipos y atención técnica ante fallos.

- ▸ Planes de **revisión anual o semestral** para comprobar que el sistema sigue siendo funcional.

- ▸ Actualización de **datos de contacto, historial médico o personas de referencia**, en caso de cambio.

11.6 INTEGRACIÓN DE LA TELEASISTENCIA CON LOS CUIDADORES Y LA RED DE APOYO: COORDINACIÓN CON LA FAMILIA, SERVICIO DE AYUDA A DOMICILIO (SAD) Y PERSONAL SANITARIO

La eficacia de la **teleasistencia domiciliaria** no reside únicamente en la tecnología que la sostiene, sino en su **integración con el conjunto de agentes implicados en el cuidado** de la persona dependiente. La coordinación entre el servicio de teleasistencia, la familia, los cuidadores profesionales (como los del Servicio de Ayuda a Domicilio, SAD) y el sistema sanitario permite **crear una red de apoyo sólida, proactiva y centrada en la persona usuaria**.

La familia desempeña un papel central en la atención domiciliaria. La teleasistencia facilita un **canal de comunicación inmediato y seguro** con los familiares designados como contactos de emergencia.

Algunas funciones clave de la coordinación son:

- ▸ Aviso inmediato en caso de incidencia: caídas, crisis, alteraciones de comportamiento, etc.

▼ Confirmación de la evolución de la persona tras una intervención.

▼ Notificación de cambios en rutinas, ausencias prolongadas o situaciones de riesgo observadas.

▼ Actualización constante de los datos de contacto y del entorno familiar.

Nota

La implicación de la familia es esencial para reforzar la confianza del usuario en el sistema y garantizar respuestas rápidas y adecuadas ante situaciones imprevistas.

El **Servicio de Ayuda a Domicilio (SAD)** es uno de los pilares del apoyo asistencial en el hogar. La **coordinación entre SAD y teleasistencia** permite optimizar intervenciones, evitar duplicidades y detectar situaciones de vulnerabilidad.

Algunos ejemplos de colaboración son:

▼ Compartir alertas: si el SAD detecta un cambio en el estado del usuario, puede comunicárselo a la central de teleasistencia para aumentar el seguimiento.

▼ Coordinación en visitas urgentes: si el operador de teleasistencia no puede contactar con la persona, puede activar al SAD si está en la zona.

▼ Ajuste de horarios y prioridades: se adapta la frecuencia de llamadas o intervenciones en función del plan de cuidados vigente.

Nota

Algunas administraciones gestionan ambos servicios de forma integrada a través del sistema de atención a la dependencia.

La teleasistencia puede actuar como **puente entre el domicilio y los servicios sanitarios**, facilitando una atención más completa y personalizada.

Las vías de coordinación son:

▸ Derivación al centro de salud ante sospechas de empeoramiento del estado físico o emocional.

▸ Notificación al personal sanitario en caso de caídas repetidas, signos de deshidratación, malnutrición, incumplimiento de tratamientos...

▸ Seguimiento de indicaciones médicas: recordatorio de medicación, asistencia en casos de toma errónea, acompañamiento emocional en fases agudas.

En casos de usuarios crónicos o con patologías graves, la central puede establecer contacto directo con el equipo de enfermería de referencia.

Ejemplo

Caso: una mujer de 86 años, usuaria del SAD y de teleasistencia, sufre una caída sin lesiones graves. La central de teleasistencia activa el protocolo y avisa a su hija. Se toma nota del incidente.

Al día siguiente: el personal del SAD informa de que la usuaria muestra cierta confusión y dificultad para andar. La teleasistencia incrementa el seguimiento con llamadas diarias y se comunica la situación al centro de salud, donde programan una visita domiciliaria.

Resultado: gracias a la integración de todos los actores, se detecta una infección de orina incipiente y se aplica un tratamiento temprano, evitando el ingreso hospitalario.

La **teleasistencia es mucho más que un botón de emergencia**: es un **servicio coordinado con la red de apoyos formales e informales**, que refuerza la atención domiciliaria y mejora la calidad de vida de la persona dependiente. La colaboración entre familia, cuidadores y profesionales sanitarios permite **actuar de forma anticipada, eficiente y humanizada**, configurando un modelo de atención integral, continuo y centrado en la persona.

Autoevaluación de la sección

Juan, de 78 años, vive con movilidad reducida y utiliza un andador para desplazarse. Su domicilio presenta pasillos estrechos, alfombras decorativas, muebles auxiliares en las zonas de paso y cortinas largas que tocan el suelo. Detecta al menos cuatro riesgos de seguridad o problemas de accesibilidad en el entorno descrito. ¿Qué modificaciones harías para adaptar la vivienda a las necesidades de Juan sin afectar su confort?

Enumera tres cambios o mejoras concretas que aplicarías en tu trabajo si tuvieses que atender a una persona dependiente con alto riesgo de infección o convalecencia médica.

Una persona en situación de dependencia presenta incontinencia urinaria. En el cesto de la ropa sucia hay prendas con restos visibles, junto a otras prendas de uso general como camisetas y toallas. Describe paso a paso cómo actuarías para gestionar correctamente esa ropa, desde la clasificación inicial hasta el almacenamiento final tras el lavado. Indica qué productos utilizarías, a qué temperatura lavarías y qué medidas higiénicas tomarías durante el proceso.

Haz una lista de los elementos de la instalación eléctrica, de agua y de gas que deben revisarse periódicamente en un domicilio donde resida una persona dependiente. ¿Con qué frecuencia deben realizarse esas revisiones? ¿Qué señales de alerta podrían indicar un riesgo? Explica también cómo actuarías ante un olor sospechoso a gas.

Explica, con tus propias palabras, qué ventajas ofrece la teleasistencia domiciliaria para una persona mayor que vive sola pero desea conservar su independencia. Además, responde: ¿Qué requisitos básicos debe cumplir una vivienda para instalar este servicio? ¿Qué tipo de alertas pueden activarse sin intervención manual del usuario?

Estás cuidando a una persona dependiente y, al entrar en la cocina, ves una sartén con humo en el fuego y la persona desorientada intentando apagarla con un trapo mojado. Detalla cómo actuarías de inmediato para controlar el riesgo y proteger a la persona, especificando qué pasos seguirías y qué errores debes evitar. ¿Dispones del equipo adecuado para actuar ante una emergencia de este tipo?

La Ley de Prevención de Riesgos Laborales también se aplica, con adaptaciones, al ámbito del trabajo en domicilio. ¿Qué derechos y responsabilidades básicas tienen tanto el empleador (familia) como el cuidador/a en este contexto? ¿Qué tipo de medidas preventivas pueden exigirse razonablemente?

Resumen

El apoyo domiciliario y la alimentación familiar en contextos de dependencia constituyen un ámbito de intervención fundamental dentro de los servicios de atención sociosanitaria. Este manual parte de la premisa de que el hogar es, para muchas personas dependientes, el espacio preferente de vida, cuidado y autonomía, lo que implica la necesidad de dotar a los profesionales y cuidadores de herramientas técnicas, organizativas e higiénico-sanitarias que garanticen un entorno seguro, funcional y digno.

La atención domiciliaria no se limita a la mera ejecución de tareas asistenciales: requiere una planificación estructurada, sensibilidad interpersonal y criterios de intervención bien definidos. Desde el aprovisionamiento alimentario hasta el mantenimiento del hogar, todas las acciones deben orientarse a preservar la salud, la seguridad, la autonomía personal y el bienestar emocional de la persona usuaria, favoreciendo su permanencia en el entorno habitual sin poner en riesgo su integridad.

Uno de los ejes fundamentales de esta práctica es la prevención. Prevenir accidentes domésticos, intoxicaciones, infecciones alimentarias o deterioros funcionales no es un añadido, sino parte integral del trabajo. La higiene, la organización del espacio, la correcta manipulación de productos o el uso seguro de instalaciones y electrodomésticos son actuaciones con impacto directo en la salud y la calidad de vida.

El manual subraya, por tanto, que la seguridad en el domicilio no se improvisa: se planifica y se revisa continuamente.

Además, se destaca la necesidad de una intervención centrada en la persona: esto implica adaptarse a las capacidades y preferencias del usuario, implicarlo en pequeñas decisiones o tareas cuando sea posible y actuar desde una perspectiva de respeto, acompañamiento y fomento de su autonomía. El cuidado digno no es solo técnico, sino también ético.

El manual también recoge la importancia de incorporar tecnologías de apoyo, como la teleasistencia, que ofrecen una red de seguridad permanente y favorecen la permanencia en el hogar sin renunciar a la protección. Este recurso, junto con la coordinación entre cuidadores, familia y profesionales sanitarios o sociales, forma parte de una red integral de apoyo donde cada intervención está conectada con un sistema más amplio de atención.

En síntesis, este manual proporciona una base sólida para actuar con eficacia, responsabilidad y sensibilidad en el cuidado de personas dependientes en el domicilio. La combinación de criterios técnicos, prevención de riesgos, atención humanizada y organización eficiente del entorno doméstico convierte estas competencias en un pilar esencial del trabajo sociosanitario. No se trata solo de cuidar, sino de hacerlo con profesionalidad, planificación y respeto al proyecto de vida de cada persona.

Glosario

- ▸ **Autonomía personal:** capacidad de una persona para tomar decisiones y realizar actividades por sí misma, sin depender totalmente de otras. En el contexto domiciliario, implica fomentar que la persona dependiente conserve habilidades y participe activamente en su vida cotidiana, dentro de sus posibilidades.

- ▸ **Dependencia:** estado en el que una persona necesita ayuda significativa para realizar actividades básicas de la vida diaria debido a limitaciones físicas, psíquicas o sensoriales. Puede ser temporal o permanente, y de diferentes grados.

- ▸ **Economía doméstica:** conjunto de prácticas relacionadas con la administración racional de los recursos del hogar (ingresos, gastos, productos, servicios) para satisfacer las necesidades familiares con eficiencia y sostenibilidad.

- ▸ **Enfermedades transmitidas por alimentos (ETA):** afecciones causadas por el consumo de alimentos contaminados por bacterias, virus, parásitos o toxinas. Las más comunes son la salmonelosis, listeriosis o intoxicaciones por estafilococos. La higiene alimentaria es clave para prevenirlas.

- ▸ **Higiene alimentaria:** conjunto de normas y prácticas destinadas a garantizar que los alimentos sean seguros para el consumo humano, desde su manipulación hasta su conservación y preparación. Afecta tanto a los productos como al entorno, utensilios y personas que los manejan.

▼ **Plan de trabajo domiciliario:** documento u organización previa que establece qué tareas se realizarán en el hogar, en qué momentos, con qué recursos y quién será el responsable. Es fundamental para estructurar la atención domiciliaria de forma eficaz y personalizada.

▼ **Presupuesto familiar:** herramienta de planificación financiera que permite prever y equilibrar los ingresos y gastos del hogar. Su gestión adecuada ayuda a evitar endeudamientos y priorizar gastos esenciales, especialmente en hogares con personas dependientes.

▼ **Riesgo doméstico:** cualquier condición o circunstancia en el entorno del hogar que pueda suponer un peligro para la integridad física, la salud o la seguridad de las personas. Incluye caídas, incendios, intoxicaciones, fugas de gas, electrocuciones, entre otros.

▼ **Servicio de Ayuda a Domicilio (SAD):** recurso social que proporciona atención personal, doméstica y psicosocial en el hogar de personas con dificultades para valerse por sí mismas. Puede ser prestado por entidades públicas o privadas y suele estar vinculado al sistema de dependencia.

▼ **Sistema de teleasistencia:** servicio que permite a personas en situación de riesgo o dependencia mantenerse conectadas permanentemente con una central de atención mediante dispositivos como colgantes, pulsadores o sensores. Ofrece respuesta inmediata ante emergencias y seguimiento preventivo.

▼ **Técnicas básicas de cocina:** conjunto de procedimientos fundamentales para preparar alimentos de manera segura y saludable, como hervir, asar, freír, cocer al vapor o saltear. Su correcta aplicación influye directamente en la calidad nutricional y la seguridad del plato elaborado.

▼ **Técnicas de limpieza y desinfección:** métodos utilizados para eliminar suciedad, microorganismos y contaminantes de superficies, objetos y entornos del hogar. Incluyen barrido, fregado, lavado, uso de desinfectantes, entre otros, aplicados según la estancia y el tipo de material.

▸ **Vivienda accesible:** espacio doméstico adaptado para facilitar el desplazamiento, la orientación y el uso autónomo por parte de personas con limitaciones físicas o sensoriales. Requiere eliminar barreras arquitectónicas y organizar el entorno de forma funcional y segura.

Evaluación final

1. ¿Cuál es uno de los objetivos principales del plan de trabajo en la unidad convivencial?

a) **Garantizar que el cuidador no tenga que improvisar.**

b) Eliminar tareas innecesarias.

c) Aumentar el gasto doméstico.

d) Sustituir a los profesionales sanitarios.

2. ¿Por qué es importante implicar a la persona dependiente en la planificación del cuidado?

a) Para hacerle sentir que molesta menos.

b) Para agilizar el trabajo del cuidador.

c) **Para respetar su dignidad, preferencias y derechos.**

d) Porque es obligatorio por ley en todos los casos.

3. ¿Qué valor añade el entorno familiar en el cuidado de una persona en situación de dependencia?

a) Permite reducir gastos en servicios sociales.

b) Reemplaza al personal sanitario.

c) **Ofrece cercanía emocional, continuidad y personalización del cuidado.**

d) Elimina la necesidad de asistencia técnica.

4. ¿Qué es el Plan Individualizado de Atención (PIA)?

a) Un documento sanitario para hospitales.

b) Un horario semanal del cuidador.

c) Una normativa sobre enfermería domiciliaria.

d) **Una herramienta que recoge los apoyos y servicios asignados a la persona dependiente.**

5. ¿Qué derecho fundamental debe garantizarse en el entorno domiciliario?

a) Que la persona no opine si tiene deterioro cognitivo.

b) Que el cuidador actúe con libertad sin supervisión.

c) **Que la persona usuaria pueda participar en decisiones sobre su cuidado.**

d) Que el hogar se transforme en un entorno institucional.

6. ¿Qué elemento no debe faltar en un presupuesto doméstico?

a) Facturas del año anterior.

b) Lista de la compra.

c) **Ingresos y gastos clasificados.**

d) Preferencias personales.

7. ¿Cuál de los siguientes no es un gasto variable?

a) **Luz.**

b) Compra de alimentos.

c) Transporte.

d) Reparación de electrodomésticos.

8. ¿Qué criterio se debe tener en cuenta al confeccionar la lista de la compra?

a) Preferencias del cuidador.

b) Temporada de rebajas.

c) **Presupuesto disponible.**

d) Promociones en televisión.

9. ¿Qué ventaja tiene planificar los menús semanales?

a) Obliga a cocinar todos los días.

b) **Favorece la organización y ahorro.**

c) Reduce la variedad alimentaria.

d) Aumenta el gasto en productos frescos.

10. ¿Cuál es la finalidad del Servicio de Ayuda a Domicilio (SAD)?

a) **Ofrecer apoyo personal, doméstico y social en el hogar.**

b) Sustituir al médico de atención primaria.

c) Prestar atención hospitalaria intensiva.

d) Realizar labores administrativas.

11. ¿Qué dispositivo permite activar una llamada de emergencia sin usar el teléfono?

a) Sensor de luz.

b) **Pulsador de teleasistencia.**

c) Deshumidificador.

d) Termostato.

12. ¿Qué sistema de conservación requiere temperaturas inferiores a 0 ºC?

a) Despensa.

b) Envasado al vacío.

c) Refrigeración.

d) **Congelación.**

13. ¿Qué técnica culinaria es más adecuada para conservar los nutrientes?

a) Freír.

b) **Cocer al vapor.**

c) Asar.

d) Hervir en exceso.

14. ¿Qué producto es adecuado para desinfectar superficies en cocina y baño?

a) Agua oxigenada.

b) Jabón corporal.

c) **Lejía diluida.**

d) Vinagre aromático.

15. ¿Qué temperatura se recomienda para lavar ropa contaminada con fluidos biológicos?

a) 30 °C.

b) 40 °C.

c) **60 °C o superior.**

d) Agua fría.

16. ¿Qué elemento contribuye a prevenir caídas en el hogar?

a) Cables por el suelo.

b) Suelo encerado.

c) Alfombra sin fijar.

d) **Barra de apoyo en el baño.**

17. ¿Qué servicio permite atención inmediata en caso de emergencia en el hogar?

a) Servicio de limpieza.

b) Ayuda a domicilio.

c) **Teleasistencia.**

d) Enfermería comunitaria.

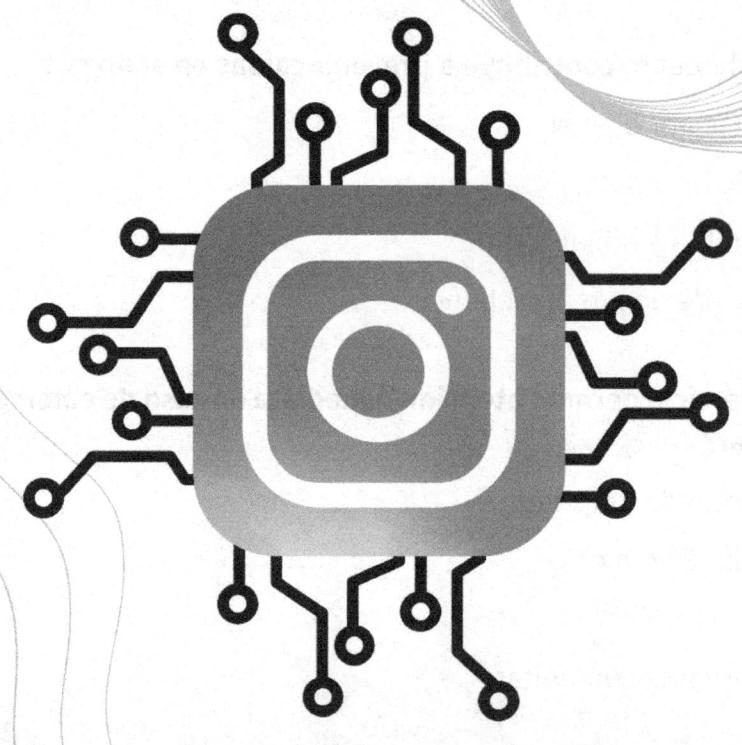